〈わたし〉はどこにあるのか

ガザニガ脳科学講義

Who's in Charge?
Free Will and the Science of the Brain

Michael S. Gazzaniga

マイケル・S.ガザニガ

藤井留美㊙訳

紀伊國屋書店

〈わたし〉はどこにあるのか

ガザニガ脳科学講義

Who's in Charge?: Free Will and the Science of the Brain
Michael S. Gazzaniga

マイケル・S．ガザニガ
藤井留美 訳

Michael S. Gazzaniga

Who's in Charge?
Free Will and the Science of the Brain

シャーロットに捧げる
きみは私にとって、
世界七不思議に次ぐ奇跡だ。

INDEX

●本文中の（ ）、〔 〕、†は著者による注、〔 〕は訳者による注を示す。
●行間の（1）は著者による注で、章ごとに番号を振り、原注として巻末に付した。

はじめに

スコットランドで一二〇年以上の伝統を持つギフォード講義は、一九世紀エディンバラの法律家で、判事でもあったアダム・ロード・ギフォードの遺志と遺産で実施されている連続講座だ。ギフォードは哲学と自然神学に強い関心を寄せていた。この講義は自然神学がテーマになっているが、ギフォードは遺言のなかで、「あくまで自然科学として」論じることを条件に定めた。「特殊な例外や、俗に言う奇跡の啓示に言及したり、それに依存したりすることなく、天文学や化学と同様に扱いたい……神や創造主、その起源と性質、そして真実といった概念をめぐるあらゆる疑問を……自由に議論してよい。そうした概念を抱いてもよいものか、また神に何らかの制限を加えてよいものかといったことも含めて。なぜなら自由な議論からのみ好ましい結果が得られると確信しているからだ」。ギフォード講義が取りあげるのは宗教、科学、哲学の三分野で、過去の講座から生まれた著作を見てみれば、その質の高さに驚嘆するだろう。これまでウィリアム・ジェイムズ、ニールス・ボーア、アルフレッド・ノース・ホワイトヘッドなど西洋世界でも選りすぐりの知性が、その考えを惜しみなく語ってきた。名だたる講義者たちのなかには、一大論争の火蓋を切って落とした者もいれば、宇宙の広さを詳細に説明した者もいる。人生の意味について、世俗の知識が希望の持てるメッセージたりえるのかと非難した者、自然神学であれそれ以外であれ、神学はおとなが考えをめぐらせるに値しないと公言した者もいた。言ってみれば、あらゆることが明快に、しかも力強く語られていたのだ。だから、講義でおまえの考えを述べよと言われたときは、おじけづいてもう少しで辞退するところだった。

ギフォード講義から生まれた著作を読んだ人の多くは、私たち人類の置かれた状況についてもっと掘りさげたいという、飽くなき欲望を強烈に感じるだろう。物理的な世界については、かなりのことがわかってきた。あまりに純科学的な視点はときに受けいれがたいこともあるが、知識の大切さについては異議はない。ある意味私たちは、そうした知識に圧倒されている。ギフォード講義は、要するにそういうことをあれこれ考える場なのだ。だから私も、ささやかながら自分の価値をそこに投げこんでみたくなった。それは恐ろしくもあり、高揚もする経験だ。ここまで科学がめざましく進歩しても、揺るぎがたい事実が残る。私たちはひとりひとりが責任を引きうけた動作主であり、たとえ決定論の宇宙にあっても、自らの行動を説明できなくてはならない。

私たち人間は身体も大きく、なかなかの器用さと賢さを備えている。持ち前の理性を使う場面も多い。でも、それだけ？　今夜の夕食を探してあたりを嗅ぎまわる獣より、少しばかり知恵があり、目先がきくだけだろうか？　たしかにハチとくらべれば、人間ははるかに複雑なつくりをしている。どちらも自動反応はするが、私たち人間には認知能力があり、さまざまな信念がある。信念を持っていれば、進化が磨きをかけてきた、どんな生物学的なプロセスやハードウェアに対しても切り札となる。だから人間はここまでやってきたのだ。オセロが最愛の妻を殺《あや》めたのも、『二都物語』のシドニー・カートンが生涯で最も良い行ないをするために、友人の身がわりでギロチン台へと向かったのも、正誤はともかく信念があったがゆえだ。いわば人間は動物の決定版なのだが、満点の星空を見あげ、わが身の置かれた宇宙を眺めていると、自分が取るに足りない存在に思えてしかたがない。「自分たちはもっと大きい意味体系の一部ではないのか？」――そんな疑問がたえず迫ってくる。科学と、哲学のかなりの部分が苦労して編みだした伝統的な通念では、人生の意義はそこに何をもたらすかで決まることになっている。つまり、あくまで自分しだいということ。ただそれがほんとうにそうなのかという、耳の痛い問いがつねに付きまとうが。

しかしいま、科学者や哲学者のなかには、私たちが人生にもたらすはずのものさえ、私たちの一存ではないと言う者がいる。たしかに現代の知識と、それが持つ少々面倒な意味について真実を突いている面もある。まだ不明な部分もあるとはいえ、精神を成立させているのは脳の生理化学的な作用であり、それゆえ精神も他のものと同様宇宙の物理法則に支配されている。というより、そうでないとは思いたくない。たとえば手を口に持っていく動作がでたらめになってはたまらない。アイスクリームを口ではなくおでこが食べるのはごめんだ。ただ、脳は物理世界の法則に支配されているのだから、人間は意志など持たないゾンビだという主張もある。自分が何者でどういう状態かを知ることは、神経系が働いて初めて可能になるというのが科学者の共通認識だ。もっともたいていの人は忙しい日々を送っていて、そんなことをわざわざ考えたり、思いなやんだりしていない。実存的な絶望にとりつかれる者もほんのひと握りだ。私たちは仕事をして、妻や夫、子どもたちが待つ家に帰り、ポーカーをしたり、噂話に花を咲かせたり、スコッチをちびちびやったり、バカ笑いをしたり、そんなシンプルな生活を送りたいと思っている。私たちは人生を生きたいのであって、それについて考えたいわけではない。

ただ知的コミュニティのなかでは、この宇宙ではすべてが決定されているという考えが優勢だ。私たち人類が宇宙について学んできたことを考えると、なるほどとも思える。物理世界で起きることは、物理法則に支配される。私たちも物理世界の一部なのだから、その行動はもちろんのこと、自意識さえも物理法則のもとにあるというわけだ。こうした決定論は社会にまで及び、私たちはそれを受けいれ、それに基づいて行動することが求められる。アインシュタインもスピノザも認めたことに、誰が楯つくことができよう？　信念は結果をもたらす。決定論を多くの人が信じる世界のなかでは、反社会的なものも含めて、どんな行動も拙速に非難してはならず、説明責任の追及もあいまいにされる。

ギフォード講義でも、これまでさまざまな角度から決定論に切りこんできた。量子物理学の研究者は、量子力学はニュートン的物質観に代わるものであるから、決定論にも逃げ道があると主張した。原子や分子レベルでは不確定性が存在するのだから、今度デザートワゴンが回ってきたときは、ベリーの盛りあわせでなくボストンクリームパイを選んでもよいのだ。デザートは、ビッグバンが起こった瞬間から決定されていたわけではない。

そのいっぽうで、神経系の働きと、それが人間の精神をいかに生みだすかという話に、原子レベルの不確定性は不似合いという意見もある。現代の神経科学では、脳が完全に理解できれば、誰もが知りたがっていること、すなわち脳がいかにして精神を生みだすかもわかるはずだとされている。精神の成立が物質から意識への作用、すなわち上向きの因果関係である以上、すべては決定ずみだという考えが主流だ。

私たちは問題に白黒の決着をつけたがる。二者択一、オール・オア・ナッシング、生まれか育ちか、すべては決定ずみか、行きあたりばったりか。しかしそれほど話は単純ではないし、現代の神経科学が、決定論に関して全面的な原理主義を貫いているわけでもない。精神は、詳細はどうあれ脳の物理的なプロセスで出現するが、同時にその精神は脳に制限を加えている。人びとのあいだから生まれた統治規範が、最終的に人びとを支配するのと同じで、脳から生まれた精神が脳を制限するのである。原因さえわかれば物理世界を理解できると誰もが思っていれば、心と身体の相互作用や相互依存を説明する新しい枠組みなど必要ないのでは？　カリフォルニア工科大学の物理学者ジョン・ドイルが指摘するように、ハードウェアとソフトウェアだけで構成され、そのすべてが理解されている世界では、両者の相互作用によってしか機能は存在しないだろう。もっとも、そんな現実を語るすべはまだ誰も見つけていない。脳から精神が現われたときは、ビッグバンのようなことが起こった。渋滞は自動車がつくりだし、その渋滞が自動車の動きを制限する。それと同じで、精神もまた、自らを生みだした脳を制限するのではないか？

この問題はコルクを水に沈めようとするのと同じで、どんなに深く押しこんだつもりでも、ひょっこり顔を出す。精神と脳はどう関係づけるべきか、それは個人の責任とどう関わってくるのかということは、語る人が誰であれ私たちの関心を惹く。鋭い感覚と先を見通す力を持ち、意味を掘りげたがる生き物、それが人間だ。人間の経験を理解するうえで、この問題の答えを追求する大切さはどんなに強調してもしたりないほどだ。私も伝統にしたがって、精神と脳のインターフェースをどう理解すればよいかという根本的な疑問に取りくみ、その進捗状況を明らかにしていきたいと思う。精神は脳を制限するのか、それとも脳が一から十まですべて仕切るのか？　ただ注意していただきたいのだが、精神は脳から完全に独立しているなどと主張するつもりは毛頭ない。そんなことはありえない。

時代も二一世紀に入り、私たちは自らのことをどこまでわかっているのか、あるいはわかった気になっているのか。そのことをもう一度見つめなおしてみよう。過去一〇〇年間に、頭の歯車がカチッとはまるように膨大な知識が積みあがってきた。では私たちはこうした圧倒的な知識を武器に、人間の本質に関する過去の理解を上回ることができるのか？　これから考えねばならないのはそういうことだ。

過去の偉大な知性が持ちえなかった現代の知識を、もう一度とらえなおしてみる。ギフォード講義とそれをまとめた本書を通じて、私がおのれの任務としたのはそのことだ。神経科学による精神のメカニズムの解明はすばらしく進んだが、その成果をもってしても、責任という、人間の生活に深く根ざした価値観を揺さぶることはできない。この主張を固めるために、脳の知識を蓄積するためにこれまでたどってきた道筋を、回り道も含めて示し、脳の働きについていまわかっていることを大まかに説明する。決定論的な世界で生きることに関する主張を理解するために、原子未満の粒子で構成されるミクロ世界をはじめ、あなたがスーパーボウルを観戦しながら友人とハイタッチするマクロな世界まで、神経科学の話でなぜ?と思われるような領域にも足を踏みいれていくだろう。こうした逡巡から、どの組織階層に着目するかによって、適用される法も変わってくることがわかるだろう。それが人間の行動とどう関わるかも見えてくるはずだ。そして最後は法廷に場所を移して話を締めくくる。

物理学、化学、生物学、心理学などの知識でいくら武装したところで、変化していく部分を動的なシステムととらえれば、否定しようのない現実が浮かびあがってくる。私たちは責任ある動作主だ。うちの子どもたちが言うように、「負けちゃだめ」なのだ。つまり人生は、なかなかけっこうなものなのである。

第1章 私たちのありよう

なにげない日常に根ざすひとつの謎がある。私たちは、自分がひとつのまとまった意識体として主体的に行動しており、ほぼすべてのことを自由に選択できると感じている。しかし同時に、私たちは装置でもある。もちろん人工的な装置ではなく生物学的な装置だが、いずれにしても宇宙を支配する物理法則の対象になる。自由意志を信じなかったアインシュタインが言ったように、どちらの装置もすべてが定まっているのか、それとも選択の自由があるのだろうか？

生物学者のリチャード・ドーキンスは、私たち人間はすべてがあらかじめ定まった機械的装置であるという、優れて科学的な立場を紹介しつつ、すかさず疑問を投げかけている。反社会的行動に及んだ者に対して、修理が必要と見なすのではなく、罰を与えようとするのはなぜか？　車が動かなくなったときは、叩いたり蹴ったりしないで修理するではないか。

では馬が急に跳ねて、振りおとされそうになったらどうする？　馬にきつい一発をお見舞いしてやれとは思うだろうが、馬小屋に戻って修理するという発想は出てこない。生身の肉体が持つ何かが、血の通った反応を呼びおこすのだ。そこにはさまざまな感情や価値観、目的、意図、それにあらゆる精神状態もいっしょについてくる。私たちの毎日の行動や認知を仕切っているのは、人間の組みたてに関わる何かであり、それはどのつまり脳ということだろう。人間はとても複雑に組みあがっている。脳という機関は自前の蒸気で動いているにもかかわらず、私たちは自分の行動は自分で采配をふるっていると思いこんでいる。それが謎なのだ。

脳は超高性能の並列分散処理システムだ。ひとつの脳に、膨大な数の意思決定ポイントと統合センターが存在する。脳は私たちの思考と欲求と身体を二四時間、三六五日休みなく管理している。からみあった無数のネットワークは兵力の大集団であり、司令官の指示を待つ個々の兵士ではない。また脳は限定的な系《システム》でもある。宇宙を満たす物理的、化学的な力からはずれて、自由気ままに生きるカウボーイではないのだ。それは今日では誰も疑わない事実だが、それでもひとりひとりの中心で「あなた」、言いかえれば「自分」が存在していて、万事に采配をふるっていると思ってしまう。そう、これが謎ということだ。私たちはこの謎がどうなっているかを考え、理解していかねばならない。

意思を持って中央に陣どる自分を確信できるのも、人類の脳が高度に発達したおかげと言えるだろう。今日のテクノロジーと知識はとんでもないところまで進んでいて、ノースカロライナにいるサルのニューロンをインターネットに接続し、脳に刺激を与えれば、ニューロンの発火で日本のロボットを動かすこともできる。信号が日本に伝わる速度は、サル自身の足に届くより速いのだ! では身近なところに目を転じて、今日の夕食に注目してみよう。地元の野菜を使ったサラダとチリから届いた洋梨のスライス、イタリア直輸入のおいしいゴルゴンゾーラに、ニュージーランドのラムチョップ、アイダホ産ジャガイモのロースト、そしてワインはフランス産。サルのニューロンにしても、夕食にしても、多くの異なる分野で人びとが創造性と先進性を発揮し、協力したおかげで現実のものになった。自分で食べるものを一から育ててみようと考えた人、ぶどう果汁を皮袋に入れて放置したらどうなるかなと思った人。人類で最初に飛行装置の素描を描いたレオナルド・ダ・ヴィンチ。かびだらけのチーズを思いきって食べて、そのおいしさに快哉を叫んだ人。それは言いかえれば科学者やエンジニア、ソフトウェアデザイナー、農家、牧畜家、醸造家、輸送業者、小売業者、料理人の貢献だ。動物王国のどこを探しても、たがいに無関係な個体がともに創造性を発揮したり、協力したりする例はお目にかかれない。だがそれ以上に驚きなのは、人間と動物の能力にさほどの違いを見いださない人だ。彼らは、つぶらな黒い瞳でこちらを見あげる愛犬が、「カウチに寝そべったまま飼い主を自在に操る法」という記事をいつ書いてもおかしくないと本気で思っている。

ヒトは世界のあらゆる場所に生息域を広げ、極端な環境にもしっかり対応している。ところがヒトにいちばん近いチンパンジーは絶滅の危機にある。なぜヒトはこれほどのさばっているのに、近縁のチンパンジーは種の存続もおぼつかないのか、問いかけてみるべきだろう。ほかの動物では歯が立たない問題も、人間なら解決できるはずだ。この問いの答えとして考えられることはただひとつ——ヒトは、ほかの動物にないものを持っているから。だがそれだけでは納得がいかない。二一世紀に入った現代の私たちは、好奇心と探究心に満ちていた過去の知性が持ちえなかった情報を手がかりにすることができる。たしかに先人たちは好奇心いっぱいだった。自分たちは何者なのかという問いかけは、少なくとも人類の歴史と同じくらい古い。紀元前七世紀のデルポイにあったアポローン神殿の壁には、「汝自身を知れ」と刻まれている。人間は昔から精神や自己、さらには人間としてのありように関心を抱いてきた。この好奇心はどこから来ているのだろう。カウチに寝そべったあなたの愛犬に、そんな好奇心はないはずだ。

神経科学の研究者たちは、脳に直接針を刺しこみ、そこから記録をとったり、脳を刺激したり、分析したり、ほかの動物の脳と比較したりしている。そのおかげで脳をめぐる謎も少しは解明され、新しい理論もたくさん提唱されている。だが現代の自分たちにいたく感心する前に、うぬぼれを諌《いさ》めておこう。紀元前五世紀に活躍したヒポクラテスは、まるで現代の神経科学者かと思うような文章を残している。「喜び、楽しみ、笑い、気晴らし、悔い、悲嘆、落胆、哀悼は、すべて脳から生まれていることを知っておかねばならない。我々は脳によって……知恵と知識を獲得し、見たり聞いたりし、何が卑怯で何が公正か、何が悪で何が善か、何が気持ちよくて何が不快かを知る……私たちが狂気に陥って激しく興奮するのも、恐怖におののくのも……すべてこの臓器のなせるわざだ……」[1]。行動メカニズムの説明としてはかなり大ざっぱだが、的は射ている。

正確な説明は科学の仕事ということになるが、ここで科学的洞察で知られる名探偵シャーロック・ホームズの助言に耳を傾けよう。「難しいのは、事実、それも疑いようのない絶対的な事実を理論家や記者たちによる潤色から引きはなすことだ。健全なる基礎の上に自らを確立できたところで、いかなる推理が引きだされるか、どんな局面で謎が大きく展開していくかを考えることが我々の仕事になる(2)」

事実にのみ目を向けようという衝動は、謎の解決に向けて動きだす第一歩であり、初期の脳科学もその精神から始まった。おや、これはどういうことだ? 死体を手に入れて、頭蓋骨の中身を見てみよう。中身に穴を開けてみてやれ。卒中になった人はどうなっているのか。脳から出てくる電気信号を記録してみる。成長期の脳はどんな風に変わっていくのか。昔にかぎらず、今日の研究者を駆りたてるのはこうした単純な疑問だ。ただ、これから話を進めていくなかで明らかになるが、生物の行動をくわしく調べたり、進化の過程で勝ちのこった精神活動のシステムを考えたりしないかぎり、「自己」対「装置」の問題はどこまで行っても答えは見つからない。優れた脳科学者のデイヴィッド・マーが言ったように、鳥の羽をいくら調べても、翼の動きは理解できないのである。事実が積みあがっていくにつれて、それに機能的な文脈《コンテクスト》を与える必要があり、その文脈が機能の構成要素をどう制限しているか精査しなくてはならないのだ。ということで、さっそく始めよう。

脳の発達

「脳の発達」は言葉からして短くて小気味よいだけに、研究も理解も明快なはず。と思いきや、人間の発達は範囲がとても広い。神経細胞だけでなく分子レベルでも起こるし、認知能力は時間とともに変化するし、外界からの影響もある。つまり明快ではまったくない。事実の枠組みを仮説の色眼鏡から切りはなす作業には時間も労力もかかり、回り道もたくさんさせられる。脳の発達と働きについて基本的なことを解明しようとすると、そうなることは避けられないのである。

等能性

私たちは二〇世紀はじめに大きな回り道に入りこんだ。その影響は「生まれか育ちか」論の形で、象牙の塔のみならず俗世間にも尾を引いている。一九四八年、私の母校ダートマス・カレッジで、アメリカとカナダをそれぞれ代表する偉大な心理学者、カール・ラシュリーとドナルド・ヘッブがある議論を行なった。脳は白紙状態、いま風に言うと「可塑性」があるのか、それともいろんな制約を受けていて、構造によって決定されているのか。

「白紙」説はその二〇年ほど前から優勢になっていて、ラシュリーはそれを強く支持していたひとりだった。彼は動物の脳の仕組みと知性を探るのに、生理学的、分析的な手法を早くから採用していた。ラットの大脳皮質の一部を切除して、その前後の行動を測定し、数値化したのである。その結果、学習や記憶に影響を与えたのは切除した場所ではなく、切除した大きさであることを突きとめた。能力の喪失は大脳皮質の場所ではなく量が関係しているとラシュリーは確信した。失われた能力に特定の損傷が関わっているとは考えなかったのだ。ラシュリーは「量作用」（脳の働きは全体の作動が左右する）、「等能性」（脳のどの領域も同じ機能を果たすことができる。すなわち専門化は起こらない）という二つの原理を提唱した(3)。

ラシュリーは大学院で研究するかたわら、ジョンズ・ホプキンス大学心理学教授であるジョン・ワトソンの影響を受けるようになり、彼の良き友人になった。筋金入りの行動主義者であり、「白紙」説の支持者として知られていたワトソンは、一九三〇年にこう語っている。「健康で体格の良い赤ん坊一二人を、私の指定したとおりの世界で育てることができるなら、任意の赤ん坊が医師、弁護士、芸術家、商人、首長、物乞い、泥棒のどれになるのも望みのままだ。祖先から受けついできた才能、傾向、性癖、能力、適性意識、人種は関係ない(4)」。ラシュリーが提唱した量作用の原理と等能性の原理は、行動主義の枠組みにぴたりとはまった。

等能性の原理を裏づける根拠は、発達神経生物学者の先駆け、ポール・ワイスからも出てきた。彼もまた脳の発達は特異的ではないと考えた。そして両生類のイモリに新たな肢を移植する研究を重ね、「機能は形態に優先する(5)」という有名な言葉を残している。神経細胞は、どれが肢に発達するかあらかじめ決まっているのか。それとも適当に成長していた神経細胞があとから肢になるべく適応していくのか。実験の結果、移植した肢にも神経は分布して、他の肢と協調や同調する動きを学習することができた。ワイスが提唱して広く知られるようになった共鳴原理を、彼の弟子のひとりであり、のちに私の指導教官になったロジャー・スペリーは「シナプス接続の成長は完全に非選択的で、拡散的で、偏在的だとする理論」とまとめている(6)。つまり神経系においては「何でもあり」で、神経細胞の集まりに構造的な系は存在しないと考えられていたのだ。ラシュリーが唱えはじめたこの考えを、行動主義者が後押しし、偉大な動物学者が同意した。

神経接続と神経特異性

だがドナルド・ヘッブは納得しなかった。ラシュリーのもとで学んだこともあるヘッブだが、考えかたまでは師を踏襲せず、独自の思考モデルを模索しはじめていた。大事なのは特定の神経接続の働きを探ることではないか。そう考えたヘッブは、量作用や等能性といった発想から距離を置いた。ロシアの生理学者イヴァン・パヴロフの、脳をひとつの反射弓と見なす立場はすでに論外だった。生物の行動は脳の働きで説明できるはずだし、心理と生理は切りはなせないものだ――ヘッブが到達したこの考えは、いまでこそ広く受けいれられているが、当時は異端だった。脳は刺激に反応しているだけだと行動主義者は主張するが、刺激がまったくないときでも脳は活動している。時は一九四〇年代でまだ脳機能のデータは貧弱だったが、ヘッブはこうした見解をひとつの枠組みにまとめたいと考えた。

ヘッブは自らの研究をもとに仮説づくりに取りかかる。一九四九年に出版された『行動の機構――脳メカニズムから心理学へ』（鹿取廣人ほか訳、岩波文庫）では、徹底した行動主義に弔鐘を鳴らし、神経接続に重きを置くそれ以前の発想への回帰を試みた。そのなかでヘッブはこう書いている。「細胞Aが、軸索のすぐ近くにある細胞Bを興奮させ、発火させることを反復もしくは継続するうちに、何らかの成長プロセスや代謝変化がどちらかまたは両方の細胞に生じ、細胞AがBを発火させる効率が上昇する」(7)。平たく言えば、「いっしょに発火する神経細胞はつながりが良くなる」ということだ。神経科学の世界ではおなじみの言いまわしである。学習と記憶に関するヘッブ理論はこれが基本になる。同時に発火する神経細胞のグループを、ヘッブは「細胞集合体」と名づけた。そのなかの神経細胞は、きっかけになった最初の発火以降も同時発火を続けることがある。そうした発火の持続がすなわち記憶であり、いくつもの集合が連続的に活発化することがすなわち思考ではないかとヘッブは提案した。ヘッブが浮きあがらせた接続性重視の視点は、今日でも神経科学研究の柱となっている。

ヘッブが着目したのは神経ネットワークであり、それが情報を学習するときの働きだった。ネットワークの形成過程は研究の対象外だったが、思考が脳の発達に影響していることはヘッブの仮説から導きだすことができた。それどころかヘッブは、一九四七年にラットで行なった実験で、経験が学習に作用することを示していた(8)。脳のメカニズムが明らかになるにつれて、自分の仮説も手直しが必要になることをヘッブは承知していた。それでもヘッブが強く主張していた生物学と心理学の結合は、一〇数年後に神経科学という新しい研究領域に道を開くことになる。

いったん学習され、保存された情報は、脳の領域ごとに異なる方法で活用される――そんな認識が広まりつつあった。ただそれでも、神経ネットワークがどんな過程で形成されるか、言いかえれば脳はどんな風に発達していくのかという疑問は残ったままだ。

現代神経科学の屋台骨となる基礎研究を行ない、神経特異性の重要性を際だたせたのが、ポール・ワイスの弟子であるロジャー・スペリーだ。神経細胞の接続に興味を持ったスペリーは、機能的活動こそが神経回路の形成に大きく関わっているというワイスの説に疑問を抱いていた。スペリーが研究を始めた一九三八年には、ジョンズ・ホプキンス・メディカルスクールの二人の内科医、フランク・R・フォードとバーンズ・ウッダルからも、神経系の機能的可塑性に対する反論の声があがった。フォードとウッダルはその根拠として、神経を再建しても、機能障害はまったく改善が見られず、何年も残る例を紹介している。[9] スペリーはラットで機能的可塑性の研究を開始した。神経接続を変えることで、行動がどんな影響を受けるかを確かめるのである。ラットの後肢にある屈筋と伸筋の神経接続を入れかえて、足首の動きを逆転させる。ワイスの説が正しければ、ラットは正しい動作を学習できるはずだ。ところがラットは何時間訓練してもだめだった。[10] はしごを登るときも、足を持ちあげるはずが反対に下がってしまう。新しい神経回路が確立すれば、正常な機能が戻ってくるというスペリーの予想に反して、運動ニューロンは交換不可であることがわかったのだ。スペリーは続いて感覚系でも試すことにして、右肢の皮膚の神経を左肢に移植した。右肢を刺激すると、左肢がびくんと動いた。右肢に苦痛を与えると、ラットは左肢をなめた。[11] これで運動系と感覚系に可塑性がないことがはっきりした。イモリでの実験結果をそのままヒトに当てはめたのは、ワイスの不運な選択ミスだった。神経系の再生は、魚やカエル、イモリといった下等な脊椎動物でしか起こらないのだ。スペリーは、ある種の走化性〔化学物質の濃度差によって引き起こされる、生物や細胞の方向性のある変化〕が神経線維の成長とその終了を調節しているという発想に立ちかえることにした。これは、古今を通じて最も偉大な神経科学者であるサンティアゴ・ラモン・イ・カハールが二〇世紀はじめに提唱した説だ。

神経回路の成長は、神経接続を生みだす特異的な遺伝暗号のなせるわざではないか。スペリーはその推論を証明するべく、巧妙な実験をいくつも行なった。たとえば、カエルの目を手術で上下逆にする。このカエルはハエを見ると、実際とは上下逆の方向に舌を伸ばす。数か月たってもそれは変わらなかった。つまり視覚系には可塑性がなく、適応は不可能だということだ。つづいてスペリーは、キンギョの網膜の一部を切りとる実験を行なった。神経はやがて再生され、中脳のなかで目からの情報を受けとる視蓋という部分に接続する。それを観察していると、特異性が明らかに認められた。網膜の後ろ側から伸びる神経は視蓋の前方に、前側から伸びる神経は視蓋の後方に接続するのである。言いかえれば神経はどこから出発しようとも、到達する先は決まっていた。スペリーは次のように結論づけている。「中枢神経系がどの段階で切断や移植されても、あるいは乱暴な外科術でずたずたにされても、再生によって機能は整然と回復し、再訓練の必要はなかった[12]」。

一九六〇年に入ると、神経の成長を実際に観察して、写真にも残せるようになる。成長中の神経細胞の先端からはマイクロフィラメント（微小線維）があらゆる方向に送りだされ、それが伸びたり縮んだりしながら進むべき道を探っている様子も明らかになった[13]。マイクロフィラメントがどの方向に優勢になり、神経細胞が伸びていくかは、化学的な要因で決まるとスペリーは考えた。神経細胞は脳内での接続先を見つけるのに、糸状仮足《しじょうかそく》（細胞から突出する細い細胞質）を出しながら方向を模索し、化学物質の濃度差で目当ての場所を探りあてる――スペリーはそんなモデルを考えだした。

この発想が出発点となって、神経科学でいまも広く認められる神経特異性という概念が生まれた。スペリーの神経成長モデルは多少の変更や調整が加えられたものの、基本的な部分はそのままだ。神経細胞の成長と接続が遺伝子の支配を受けている以上、神経細胞の成長メカニズムの成果である脳の組織構造は、爬虫類全体を通じて基本的に同じはずである。カリフォルニア大学デイヴィス校の進化神経生物学者、リア・クルビッツァーはさらに、地球上のあらゆる種が、同じ遺伝子による共通の皮質発生パターンを持つ可能性すらあると考える。「調べた哺乳類すべてに同じ組織図、言いかえれば発達の青写真がかならず存在し、すでに使っていない感覚系の器官や皮質野の痕跡が残っている理由がそれで説明できる」[14]。頭骨や脳の大きさと形はさまざまなので、多少の位置のずれはあっても、全体の組織図としては同じである。

ラシュリーとワイスの実験結果からすると、脳は部位による違いがなく、交換可能であるように思えたが、実際はその逆であることをスペリーは証明した。脳のネットワークの経路や接続は、化学的あるいは生理化学的な暗号によって決まっているのだ。これが、神経細胞の分化、移動、軸索誘導は遺伝子の管理下にあるという「固定配線《ハードワイアード》」理論である。だが純然たる先天主義に従うならば、頭に浮かぶ発想もすべて生まれつき持っているもので、外部から得るものは皆無ということになる。先天説に限界があることは、すでにヘッブが予示していた。

スペリーが神経発達に関する自説の仕上げにかかっていた一九六〇年代はじめ、イギリス出身の若い生物学者ピーター・マーラーは鳴禽類《めいきんるい》（スズメ亜目）に夢中になっていた。鳴禽類は父鳥からさえずりを学ぶのだが、植物学のフィールドワークをしていたとき、マーラーは同じ種でも場所によってさえずりが異なることに気づいていた（マーラーはそれを「方言」と呼んだ）。ミヤマシトドは、生後三〇～一〇〇日の感受期に一通りのさえずりを学習するのだが、この時期にどんなさえずりを聞かせるかで、学習をコントロールできるのではないかとマーラーは考えた。そこで感受期のミヤマシトドの幼鳥を隔離して、生まれた場所の方言と、別の場所の方言のどちらかを聞かせたところ、幼鳥は聞いた方言だけを習得した。覚える方言は経験に左右されるということだ。では異なる種の微妙に違うさえずりはどうか。マーラーは幼鳥が生まれた場所によくいる別種のさえずりも聞かせてみたが、幼鳥は同じ種のさえずりしか学習しなかった。(15) 幼鳥は耳にした方言を学習できるものの、習得できるさえずりの種類は限られていた。生まれつき神経的な制約があるのだろう。こうした制約も「白紙」説に疑問を呈するものだったが、ニールス・イェルネにとっては意外でも何でもなかった。

一九五〇年代、スイスの著名な免疫学者ニールス・イェルネは、免疫学界に激震をもたらした。当時の免疫学者は、抗体形成は抗原が教授役を務める一種の学習プロセスだとする見解でほぼ一致していた。抗原とは、多くの場合細胞表面を構成するタンパク質や多糖類のこと。その細胞はバクテリアやウイルス、寄生体のような微生物だったり、花粉や卵白、移植臓器のタンパク質、組織といった非微生物だったり、輸血された血液細胞の表面に存在する分子のこともある。ともかくイェルネは、学習とはまったく異なるプロセスを考えた。現われた抗原に対して特定の抗体が形成されるというより、体内にはこれからつくられるあらゆる種類の抗原がもともと備わっており、生来持っている抗体のひとつが認識、もしくは選択した分子が抗原になるのではないか。そこで行なわれているのは教授ではなく、ただの選択だ。免疫系は本来複雑なもので、時間をかけてもこれ以上複雑になりようがない。これがもとになって、抗体反応・クローン選択説（外から侵入した抗原を捕まえるリンパ球のクローニング、すなわち増殖）が確立された。体内の抗体のほとんどは、対応する抗原に一度も出会うことなく終わる。だがひとたび抗原が侵入してきたら、抗体は活性化し、自己増殖して、抗原を捕えて無力化するのである。

激震はこれだけでは終わらなかった。後年イェルネは、免疫系が選択プロセスで機能しているのなら、脳を含む他の系も同様ではないかと提唱した。一九六七年には、「抗体と学習——選択vs教授」

という論文を発表して、脳も選択プロセスに反応しているという立場を説いた。(16) 免疫系があらゆる種類の抗体をつくれる一様なシステムでないように、脳もあらゆることを学習できる一様な器官ではない。学習とは、そのときどきに直面する問題に適応するために、人間が生まれつき持っている能力を選りわけるプロセスではないか。イェルネはそんな驚くべき発想を投げかけた。その能力とは、具体的な方向に特化するよう遺伝子で決定づけられた神経ネットワークにほかならない。よく言われるように、ヘビを怖がるように学習させるのは簡単だが、花を怖がるようにはなかなかできない。それは草むらを這いまわるといった特定の動きを検知すると、恐怖反応が導きだされるテンプレートが埋めこまれているからだろう。花を見てもそうした反応は起こらない。脳は免疫系と同様、ミヤマシトドのさえずりで見たような特異性だけでなく、複雑性も最初から組みこまれている。ここで重要なのは、あらかじめ存在する能力から選択するということだが、それは同時に制約にもなっている。組みこまれていない能力は存在しえない。

集団生物学における選択の有名な例は、ダーウィン進化論の舞台となったガラパゴス諸島で観察されている。一九七七年は旱魃《かんばつ》のせいで灌木の種子のなりが悪く、ガラパゴスフィンチの死亡率が高くなった。ガラパゴスフィンチはくちばしの大きさにばらつきがある。主な食べ物は種子ということで、くちばしは生きるための重要な手段だ。ハマビシの仲間は旱魃に強いが、実も種も堅いためにくちばしの大きなフィンチしか食べられない。柔らかい種はあっというまに食べつくされ、あとに残ったのは大きいくちばしのフィンチしか食べられない堅い種ばかりになった。くちばしが小さいフィンチは死に、大きいくちばしのフィンチが残った——先在する能力の選択が行なわれたのだ。翌年、生き残った鳥の子孫には体格もくちばしも大きくなる傾向が見られた(17)。

ラシュリー、ワトソン、ワイスの脳のとらえかたは、いまとは別物だ。彼らの脳モデルは、学習しようと待ちかまえている一様な器官だ。どんな脳もあらゆることを学習できる。そんな脳なら、腐った卵の臭いもバラの香りと同じようにかぐわしく感じるよう教えこむことができる。もちろんヘビと同様に花を怖がることも教えられるだろう。だが実際には、招待された家の台所から腐った卵の臭いが漂っていたら、お客はそのたびに食欲をなくすはずだ。そこでスペリーは、脳は遺伝子によって特異性が組みこまれており、赤ん坊としてこの世に生まれおちたとき、すでに配線はほぼ終わっていると主張した。たしかにこれで多くの事実が説明できる。だが研究が進むにつれて、これとは合致しないデータが次々と現われてきた。マーラーが実験したミヤマシトドのさえずりも、完全には説明できていない。

活動依存的プロセス

神経科学にはよくあることだが、話はこれで終わりではない。カエルの脳の視蓋《しがい》を研究していたワン・シン、カート・ハースらは、視蓋に光刺激を与えると、神経細胞の先端がよく成長し、枝分かれの数も増えることを突きとめた。この枝は他の神経細胞からの電気的刺激を伝導する役目を果たしていて、樹状突起と呼ばれる。要するに視覚活動が活発になると、神経の成長が促進されたのである。[18]スペリーは、神経の成長を左右するのは遺伝子由来のある種の走化性だけだと主張したが、神経細胞の実際の活動、つまり神経細胞の経験もまた、自身の成長や他の細胞との接続をうながしていたことになる。これを活動依存的プロセスと呼ぶ。

やっぱり母さんの言葉は正しかった――もっとピアノを練習しておくべきだった。運動技能は練習すればするほど向上するのだ。練習はシナプスの伝達効率を高めるが、それだけではない。[19]マウスに運動技能の訓練をさせると、シナプス結合が急速に反応し、再配線が完全に定着したことが最近の研究で明らかになった。[20]生後一か月のマウスに前肢を伸ばす訓練をすると、わずか一時間で樹状突起が形成された。訓練を終えると樹状突起の密度は元のレベルに戻ったが、それは古い突起が消去され、訓練中につくられた新しい突起が定着したからだった。同じ研究グループは、運動技能が変われば、それを暗号化するシナプスの集合も異なることを確認している。母さんの忠告を聞きいれるのに、遅すぎることはないのかもしれない（少なくともマウスはそうだ）。おとなになっても、新しい課題を練習すれば樹状突起の形成が促されるというのは良い知らせだろう。ただし、練習はさぼれない。運動技能の習得はシナプスが再構成された結果だが、それが定着するには神経接続の安定化が欠かせない。

経験が神経接続を変えてしまう例として、連合学習がある。映画『シービスケット』に、競走馬シービスケットがベルの音を合図に走りだすよう再訓練する場面がある。ベルの音を聞くと同時に尻に鞭を入れると、馬は「逃走」反応で走りだす。これを何度か繰りかえすと、ベルの音だけで走るようになった。こうしてシービスケットは、東海岸で敵なしだったウォーアドミラルに勝利するのである。

このように神経接続のパターンは基本的に遺伝子の制御下にあるとはいえ、環境や訓練といった外部刺激もまた、神経細胞の成長や接続に影響を及ぼしている。脳の全体的な見取り図は遺伝子が描いているが、局所レベルでの個々の接続は実際の活動、つまり後天的な要因や経験に左右されるというのが現在のとらえかただ。わが子やペットを注意深く観察していればわかることだが、やはり生まれも育ちも大切なのである。

先在する複雑性

発達心理学の文献を見ると、赤ん坊が直観的に物理学、生物学、心理学を理解している例が山ほど出てくる。ハーヴァード大学のエリザベス・スペルキとイリノイ大学のルネ・バイヤージョンは、赤ん坊が物理学をどれだけ理解しているかという研究を長年続けている。おとなにとっては当たり前すぎて、理由を問うまでもないことだ。たとえば机にコーヒーカップが置いてあるだけでは、誰も気に留めない。ところがコーヒーカップが浮かんで上昇しはじめたら？　みんな仰天してカップを見つめるだろう。重力に逆らっているからだ。対象物が物理法則に支配されている前提が崩れると、たとえ学校で重力について習っていない人でも、驚いてそれを凝視する。赤ん坊も同様だ。哺乳瓶が突然浮きあがったら、赤ん坊は目を丸くして見つめるにちがいない。

赤ん坊は物理法則に逆らう物体を凝視する。となると、物理法則は赤ん坊にとってどんな意味があるのだろう？　バイヤージョンは生後三か月の赤ん坊の目の前にボールを置き、それをついたてで隠してからそっとボールを移動した。ついたてをはずすと、そこにボールがないので赤ん坊はびっくりした。物体は他の物体を通りぬけられないことを知っているかのようだ。たとえばついたてでさえぎられても、対象物はずっとそこにあると赤ん坊は思っていた。このような実験を重ねたバイヤージョンらは、次のような結論に達した。物体はひっぱられたらすぐバラバラになるのではなく、ひとつにまとまったものだと赤ん坊は認識している。また視界から隠されてふたたび現われる物体は、前と同じ形を保っているはずだと予測する。[21]ボールがテディベアになってはいけないのだ。通り道に沿って動いている物体が、道の切れ目を飛びこえて進むこともない。赤ん坊は、部分的に隠れている対象物の形も推測する。球形が半分だけ見えていたら、それはボールであって脚ではないと見なす。物体は何かが接触しないとひとりでに動かないし、固さがあって、他の物体を通過しないこともわかっている。[22]こうした知識は遺伝子によって決定されており、生まれたときから持っている。なぜ後から獲得した知識ではないかというと、生まれた国を問わずすべての赤ん坊が、それまでどんな環境にあったとしても、同じ月齢のときに同様の反応を示すからだ。

先在する複雑性は視覚系にも組みこまれている。知覚というレベルで見れば、自動的な処理の多くもあらかじめ備わっている。視覚で言うと、対象がそこにあるとおりに見えているとは限らない。次の図形のように、同じ輝度の四角形でも背景によって明るさが違ってくる。黒っぽい背景のほうがより明るく見えるのだ。

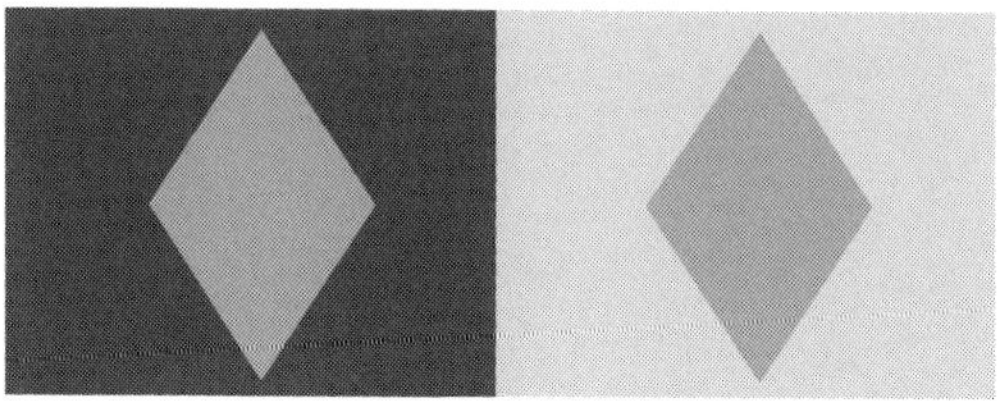

　物体の輝度は、物体に当たる光の量、表面からの反射、観察者から物体までの空間の透過率（霧がかかっている、フィルターが置かれているなど）で決まる。輝度が高ければ、すなわち明るく見えるというものではない。三つの要素のうちどれかひとつが変化しても、残り二つの組みあわせによっては、目が感じる明るさは変わらなかったりする。部屋の壁がすべて同じ色に塗られていても、差しこむ日光の当たりぐあいによって、ある面はまばゆい白、別の面は明るい灰色、暗い灰色に見える。時間がたって太陽の角度が変われば、壁の明るさもまた違ってくるはずだ。視覚刺激の発信源と、実際の刺激を生みだす複数の要素のあいだに固定関係はない。なので、複数の要素がどんな組みあわせでいまの輝度を生みだしているか、網膜に届いた画像から視覚系が推しはかることはできない。

　なぜそんな系が進化したのか。デューク大学のデール・パーヴィス、ボー・ロットらは、刺激それ自体の数量的な特性はさておき、刺激源と矛盾しない反応をすることが行為として成功なのだと指摘する。それは個体の過去と進化面での過去から学習するしかない[23]。たとえば、繁った葉を背景に枝から下がる熟した果実。その光学的な特性よりも、輝度を覚えるほうが生存には有利だろう。言いかえるならば、視覚回路の構成とそこから生じる知覚は、過去の成功行為によって選択された結果なのである。「この発想が正しければ、光源が同じで、表面の反射率も同じであれば、対象物は同じように明るく見えるはずだ。視覚系の過去の経験に一致していても、輝度と反射率が異なれば、対象物の明るさは違って見えるだろう[24]」。ここで重要なのは、私たちがそれを認識していないことだ。視覚知覚系は取捨選択のプロセスを経て進化し、複雑な自動メカニズムを組みこむに至った。

ホモ・サピエンスへの道

現生人類とチンパンジーの祖先は、五〇〇～七〇〇〇万年前まで共通だった。その後二手に枝分かれたのは、気候の変化で食料事情が変わったためだと言われる。さまざまな失敗を経て、ひとつの枝はチンパンジーに、もうひとつの枝はホモ・サピエンスへと進化を遂げた。私たちの枝で生きのこっているのはホモ・サピエンスだけだが、その前にはたくさんの祖先がいた。数は少ないものの、そうしたヒト科の化石は私たちの進化を知る手がかりを与えてくれる。

二足歩行の最初の祖先

一九七四年、ヒト科の化石の発見が人類学界に衝撃を与えた。ドナルド・ジョハンソンが約四〇〇万年前の化石人類を発掘したのである。この人類はアウストラロピテクス・アファレンシスと名づけられた。見つかったのは全身の四〇パーセント近い骨格で、骨盤の断片からメスと断定された――有名なルーシーである。だが衝撃の元はルーシーの発見それ自体ではなく、ルーシーが完全二足歩行なのに脳が小さいことだった。それまでは、ヒトの祖先はまず脳が大きく発達し、その結果二足歩行になったと考えられていた。さらに一九八〇年には、メアリー・リーキーが三五〇万年前のアウストラロピテクス・アファレンシスの足跡化石を発見する。それは形といい体重の分散といい現生人類の足跡にそっくりで、二足歩行は脳の増大を待たずして実現していたことがあらためて裏づけられた。さらに最近になるが、ティム・ホワイトを中心とする研究グループは、興味ぶかい発見をしている。四四〇万年前のアルディピテクス・ラミドゥスの、足の骨を含む複数の化石を発掘したのだ。[25] こうして化石が見つかるたびに、仮説は振りだしに戻ることになった。ティム・ホワイトらは、ヒトとチンパンジーの最後の共通の祖先はこれまで考えられていた以上にヒト寄りであり、むしろ枝分かれしたあとのチンパンジーが大きく変化したのだと主張している。

心理学者のレオン・フェスティンガーもまた、現生人類の起源に興味を持ったひとりだった。最初期のヒトと呼べるのは正確にはどこからなのか、そこをはっきりさせたい。二足歩行は「ほとんど致命的な特徴」だとフェスティンガーは指摘した。(26) 走りでも木登りでも、動きが格段に遅くなるからだ。それに足をけがしたとき、四足歩行ならば残り三本でも走れるが、二足歩行だとお手上げになる。捕食者の餌食になる危険は明らかに高くなったはずだ。

二足歩行の不利益はもうひとつある。産道が狭くなったことだ。骨盤の幅が広いままでは、構造的に二足歩行は不可能なのだ。霊長類の胎児の頭骨は複数の骨が緩やかにつながっていて、それらが重なりあったりもする。ぴったりくっついて固まるのは生まれたあとだ。そのおかげで頭骨は産道に合わせて柔軟に形を変え、あとから成長することができる。出生時のヒトの赤ん坊の脳はチンパンジーのおよそ三倍もあるが、発達度は低い。他の類人猿とくらべると一年は出遅れている。これもまた不利な条件だ。ヒトの赤ん坊は完全に無力で、長期間の世話を必要とするのである。ただし生まれてからは、ヒトとチンパンジーの脳の成長過程は大きく異なる。ヒトの脳は外から影響を受けたり、改良を繰りかえしたりしながら思春期ごろまで成長を続け、最終的には約一三〇〇グラムになる。しかしチンパンジーの脳は出生時にほぼできあがっていて、重さも四〇〇グラムほどにしかならない。

ただ二足歩行も、私たちの祖先が生存し、生殖を成功させるうえで何らかの寄与があったはずだ。なるほど二足歩行によって、前肢が移動以外の用途に自由に使えるようになった。だが重要なのは、幅広い用途を考案できるぐらい脳が発達したことだったとフェスティンガーは指摘する。「ヒトの腕と手は、脚ほど役割が専門化していなかったし、いまもそうだ。そのおかげで腕と手に関しては、実に多くの使い道が発明された。キーワードは発明だ」。オーウェン・ラヴジョイはアルディピテクス・ラミドゥスの化石から、自由になった前肢でオスは食物をメスに持ちかえり、引きかえにセックスさせてもらうようになったと推測する。これによって、ヒトの祖先は生理機能のみならず、行動や社会までもが大きく変化した。[27] さらにフェスティンガーは、脳の進化を後押ししたのは創意工夫と模倣だと考える。「二五〇万年前に生きていたヒトの全員が、鋭利な刃を持つ道具を思いつく必要はなかった……どこかの個人、もしくは小さな集団が新しい手順を考案しさえすれば、残りの者は模倣して身につければよかったのだ」。いま私たちがやっていることのほとんどは、誰かひとりが思いついたことをみんながまねたものだ。何の変哲もない豆から、最初のコーヒーをつくったのはいったい誰だろう？　きっと私とは別種の脳の持ち主だったろう。車輪もそうだ。幸い私が発明するまでもなく、誰かがひらめいてくれていた。人間の世界では、発明と模倣はどこにでも転がっている。ところが動物王国ではめったなことでは見られない。

動きのスピードが落ちて捕食される危険が高まることは、一見すれば大きな不利益になるが、これも認知能力の変化を促した可能性がある。初期の脳がまず解決しなくてはならなかったのは、この問題だった。まさに「必要は発明の母」である。捕食者を出しぬく方法は二つある。ひとつは相手より大きく、すばやくなることだが、それは無理。もうひとつは大きな集団で生活すること。それによって監視と防御の機能が高まるだけでなく、狩猟と採集の効率も良くなる。ヒト科の脳をどこまでも増大させた原動力については、長いあいだ諸説が乱れとんでいたが、どうやら自然淘汰と性淘汰の二つに絞りこまれてきたようだ。大きい脳はエネルギーをやたらと食うので、養っていくには摂取カロリーを増やさなくてはならない。また大集団での生活は何かと摩擦を引きおこすので、身を守る術を工夫する必要があった。

では脳が大きいことが、ヒトとそれ以外の動物との違いということでいいのだろうか?

ホロウェイのビッグブレイン説

チャールズ・ダーウィンは、「ヒトと高等動物の隔たりはたしかに大きいが、それはあくまで程度の差であって、種類の違いではない」と書いている。[28] ヒトの持つ多彩な能力は、大型化した脳の一機能に過ぎないという考えはここに端を発している。ダーウィンの熱心な支持者・擁護者であった神経解剖学者T・H・ハクスリーは、ヒトの脳は大きさ以外に脳だけの特徴を持たないと考えた。[29] ヒトの脳と、ヒトにいちばん近い霊長類の脳は大きさが違うだけという考えは、一九六〇年代まで何の疑問も持たれないまま定説となっていた。それに一石を投じたのが、現在コロンビア大学で人類学教授をしているラルフ・ホロウェイだ。認知能力が進化とともに変わったのは、大きさだけでなく、脳の再編が行なわれた結果ではないかと彼は考えた。[30]「私がその結論に到達したのは、一九六四年より前のことだ……その年私はセミナーで、ゴリラにさえ脳が小さいと笑われそうな小頭症患者でも、言葉を話せるという発表を行なった。そこで私は、ヒトの脳は大型類人猿と組織がどこか異なるのではないかと考えたのだ」[31]。この説を裏づける物理的な証拠は、一九九九年になってトッド・プロイスらがようやく見つけた。ヒトと類人猿の脳組織の差異が、顕微鏡レベルで初めて確認されたのである[32]。

進化生物学者ウィレム・ド・ウィンターとチャールズ・オクスナードからも援護射撃があった。脳の各部分の大きさは、他の部分との機能的な関係で決まるという説を発表したのだ。ド・ウィンターとオクスナードは三六三種の動物を対象に、脳の部分比の多変量解析（一度に二つ以上の変数を扱う解析）を行なった。そして、部分比が近い種のグループは、進化上の関係よりも、ライフスタイル（運動や食餌）が近いことを確認した。たとえば旧世界に生息する食虫性コウモリは、系統発生的には新世界の果食性コウモリに近いが、脳の部分で比較すると旧世界の肉食性のコウモリに似ている。つまり脳の構造は、ライフスタイルでくくられる集団のほうが似てくるという分析結果である[33]。ライフスタイルの収斂《しゅうれん》と解離は、系統発生でくくられる集団を飛びこえて、脳の共通点をつくりだす。調べた三六三種類の動物のうち、二足歩行をするのはヒトだけだった。ヒトとチンパンジーの脳を比較した結果、標準偏差が二二と極端な差が出た（†）。ド・ウィンターたちはこう結論づけている。「ヒトの脳の構成はチンパンジーと大きく異なる。チンパンジーの脳は他の大型類人猿とほとんど変わらず、旧世界ザルともさほどちがいはない[34]」

† 標準偏差とは、平均値を中心とした値の散らばりを表わすもの。標準偏差が大きいと、それだけ変動も大きいことになる。通常のデータ分布では、標準偏差は三以内に収まる。

ダーウィンが「程度の差」と断定したのも驚くことではない。すべての種は唯一無二の存在だが、同じ分子や細胞で構成されているし、自然淘汰の原理にしたがって進化してきている。これまでヒトにしかないとされてきた特徴も、すべて他の種にその前兆があったことが確認されている。それでもイェール大学の神経解剖学者パスコ・ラキッチは、こう釘を刺している。「我々は同じ種どうしや異なる種の皮質組織が似ていることに惑わされ、大切なことを忘れている。認知能力の向上につながる進化を明らかにするには、相違点に着目しなければならないのだ[35]」

ヒトと他の動物、さらには動物どうしの脳がどう異なるのか、それは質か量かという話なのか。この問題をめぐる意見の対立はいまだに続いているが、根本的な質のちがいを裏づける証拠のほうがはるかに説得力がある。チンパンジーに言葉を教える研究を長年続けてきた心理学者デイヴィッド・プレマックは、ラキッチ側の立場を取る。「動物と人間の類似を示せば示すほど、必然的にこんな疑問が生じる——相違とは何か？　この疑問を考察すれば、類似と同化を混同することは避けられるだろう[36]」

人間と動物の相違点としてプレマックが強調するのが、一般化の能力である。どんな種でもごく限られた範囲の能力しか持っておらず、それをただひとつの目的に向けて使う。アメリカカケスが誰食べ物を貯めこむのは、将来飢えないため。それ以外の目的は皆無だ。野生のアメリカカケスが誰かに何かを教えたり、道具をつくったりすることはない。野生のカラスは道具をつくることがあるが、それは食べ物を獲得するため。彼らが先を見越したり、何かを教えたりすることはない。野生のミーアキャットは先を見越した行動をとらず、道具をつくることもないが、子どもに教えることはある。ただしそれも、毒を持つサソリをいかに食べるかということだけだ。アメリカカケスもカラスもミーアキャットも、持てる技能を本来の目的以外の領域に応用することはない。ところが人間はあらゆることを次世代に教えるし、自分が教わったことを他方面に応用する。教えることと学ぶことが一般化されているのだ。

人間の場合も、基本となる能力は特定の目的のために進化してきた。ただそうやって磨きをかけてきた能力の種類がけたはずれに多い。さらにその能力を組みあわせることで普遍的な問題も解決できるようになり、ヒトにしかない汎用性の高い能力が備わっていった。その結果、ヒトの能力とそれがもたらす成果が爆発的に広がった。そこで現代の神経解剖学者はすかさず指摘する。霊長類の階段をのぼってヒトに到達するとき、単純に新しい技能が加わったというのが従来の仮説(†)だったが、実は脳全体の再編成が行なわれたのだと。ただそこには、少々厄介な疑問がついてくる。ヒトが驚異的な能力を獲得するとき、脳では何が起こっていたのかということだ。この謎にはまだまったく答えが出ていないので、研究者や大学院生のみなさんが職にあぶれることは当面なさそうだ。それでも解明されてきた秘密がいくつかある。これからそれを見ていこう。

† ポール・マクリーンが提唱した脳の三層構造説。脳は進化の過程を反映して、最も原始的な爬虫類脳がいちばん下部、次に大脳辺縁系、いちばん新しい新皮質が下の二つを包みこんでいる。ヒトは進化するにつれて、脳に新しい層を追加していったという考えだ。ちょうど列車の車両をつないでいくような格好なので、私は進化の車列理論と呼んでいる。

ヒトの脳が持つ物理的なちがい

ビッグブレイン説が激しい攻撃にさらされたことで、研究者はこぞって顕微鏡をのぞきこみ、最新技術を駆使して細胞を数えたり、染めたりするようになった。その結果、ビッグブレイン説の土台には、修復しがたい亀裂があることがわかってきた。

大きいことはいいこと、ではない

顕微鏡レベルで脳組織のちがいが確認されたのは一九九九年のことだが、それ以前からビッグブレイン説にはいくつかの問題点がささやかれていた。たとえばネアンデルタール人は現生人類より大きい脳を持っていたが、その能力は私たちの足元に遠く及ばない。つまりホモ・サピエンスの歴史のなかで、脳が縮小した時期が存在したことになる。私がこのことに関心を持ったのは、脳梁離断術を受けた重度のてんかん患者を研究していたときだ。左右の脳を連絡する脳梁を切断して、電気信号の過剰な伝達を防ぐのが脳梁離断術だ。この手術を受けると、左右の脳は完全に連絡が遮断される。要するに脳の大きさが実質半分になるわけだが、にもかかわらず問題解決や仮説を立てるといった知的機能には影響がない。

脳は大きいほど優れているという説を押しとおすには、もうひとつ問題がある。新聞に誤って訃報が掲載されたマーク・トウェインは、「内容がずいぶん誇張されている」と抗議したというが、ヒトの脳が類人猿のなかでずばぬけて大きいという主張もかなり大げさだ。二〇〇九年、フレデリコ・アゼヴェドを中心とする研究グループが、最新技術を使ってヒトと他の霊長類のニューロンを数えてみたところ、体格と比例関係にあることが判明した。(37) ヒトが特別たくさんのニューロンを持っているわけではなく、他の霊長類もヒト並みの体格があれば、同じぐらいニューロンがあったはずだ(†)。またニューロンとそれ以外の細胞の比率も、霊長類のあいだで差はなかった。霊長類のなかでずば抜けた存在なのはヒトではなく、むしろ脳の大きさのわりに身体が大きいオランウータンやゴリラだったのである。

ヒトの脳には平均八六〇億個のニューロンがあるが、そのうち六九〇億個が集中しているのが、脳の後ろ側にあって運動を制御している小脳だ。ヒトならではの思考や文化に関係しているとされる皮質には一七〇億個で、それ以外の領域は一〇億個に満たない。記憶や計画、認知の柔軟さ、抽象思考、適切な行動を実行し、そうでない行動を抑制する、規則を学ぶ、感覚器官から入ってきた情報を取捨選択するといった能力をつかさどるのは前頭葉と前頭前皮質だが、ここには視覚野や運動野よりはるかに少ないニューロンしかない。ただし前頭葉で顕著なのはニューロンの分枝である。

† アゼヴェドらの研究では、成人男性の脳には平均八六〇億個のニューロンと八五〇億個の非ニューロン細胞があるという。大脳皮質は脳の体積の八二パーセントを占めているが、そこにはニューロン全体の一九パーセントしかない。ニューロンが七二パーセントと集中しているのは、割合がわずか一〇パーセントの小脳だった。

つまり樹状突起がたくさん枝分かれしているので、それだけ接続が良くなる。脳解剖学の研究者たちはこう主張する。ヒトとチンパンジーのニューロンの数がただ比例しているだけであれば、ニューロン間の接続パターンや、ニューロンそのものも異なるものになっていたはずだと。

接続の良し悪し

脳が大きくなるとニューロンの数が増え、ニューロンどうしの接続が良くなり、ニューロン間の空間も広がる。ヒトの大脳皮質はチンパンジーの二・七五倍だが、ニューロンの数は一・二五倍どまり。[38] ということはニューロンの細胞体と細胞体の空間が広がったと考えられるし、その空間には何があるのかということになる。この空間は神経線維網と呼ばれ、たがいに接続する軸索、樹状突起、シナプスで満たされている。原則として、この空間が広ければ広いほどニューロンどうしの接続が増える。[39] ところが脳全体が大きくなり、ニューロンが他のすべてのニューロンとせっせとつながると、接続の数が増え、距離も遠くなるので、信号処理のスピードが落ちてしまい、良いことは何もない。[40] だからすべてのニューロンどうしがつながるのではなく、反対に接続割合が下がる現象が起きる。脳全体の大きさとニューロンの総数が一定レベルを超えたら、ニューロンどうしの接続がかえって減り、接続パターンの変化とともに内部構造も変わる。新しい機能を追加するには専門化を進めるしかない。相互接続したニューロンで構成される局所的な回路が、特定の処理だけ行なう。それを何度も繰りかえすうちに、その作業は自動化される。脳の別の領域に伝えられるのは作業の結果だけで、そこに至る過程は省かれる。視覚認知の例で言うなら、よそに伝達されるのは灰色が明るく見えるか、暗く見えるかという処理の結果だけなのだ。

ヒトの脳にある何十億というニューロンは、特定の仕事をする局所的かつ専門的な回路を構成しており、その回路をモジュールと呼ぶ。これが過去四〇年間で明らかになったことだ。マーク・ライケル、スティーヴ・ピーターセン、マイケル・ポズナーが脳画像技術を用いた研究では、脳内の異なる回路がそれぞれ別個の入力情報を並行して処理していることが確認された。ある部分は言葉を聞いたときに反応し、別の部分は言葉を文字で見たときに反応する。さらに言葉を話すときに活発になる領域もあり、それらがすべて同時に活動するのである。[41] 大型の脳は接続の数を減らし、そのぶん専門化したネットワークを増やす必要がある。ジェイムズ・リンゴは、これでカール・ラシュリーのラットの脳も説明できると考える。ラットの脳はとても小さく、大型脳に見られるような専門化された回路は形成されていない。さらにトッド・プロイスはこんなことも書いている。「皮質多様性の発見ほど神経科学者にとって不都合なものはなかった。普遍的な皮質組織という主張は、ラットやアカゲザルといったほんのひと握りの『モデル』だけで導きだした結論であり、根拠が弱いことが露呈したからだ」[42]

進化とともに大きくなっていった哺乳類の脳だが、進化の過程でいちばん後に出現した新皮質と呼ばれる部分の発達が著しい。六層構造の新皮質は名探偵ポワロが言うところの「灰色の脳細胞」であり、しわくちゃのナプキンのように脳の表面をおおっている。新皮質は感覚認知、運動指令、空間推論、意識的および抽象的思考、言語、想像力を受けもっている。この部分が大きくなるかどうかは神経細胞形成のタイミングにかかっており、それを制御するのは当然DNAだ。つまり発達期間が長ければ、それだけ細胞分裂がたくさん起きて脳が大きくなる。新皮質で最後に成熟するのは上から二番目の外顆粒層《がいかりゅう》と三番目の外錐体《がいすいたい》細胞層で、(43)皮質内で張りだすように発達する。(44)私の研究室に所属するジェフ・ハスラーは、これら二つの層に関して重要な観察を行なった。哺乳類のなかでも、霊長類は外顆粒層と外錐体細胞層の割合が大きいのである。霊長類では、皮質厚の四六パーセントをこの二層が占めている。肉食獣は三六パーセント、齧歯類《げっしるい》は一九パーセントだ。(45)層が厚いのは、皮質内の神経接続が密だからだ。外顆粒層と外錐体細胞層が、運動、感覚、連合の各領域を結びつけ、高度な認知機能を実現しているという点で研究者の見解はおおむね一致している。種によってこれら二層の厚さが異なれば、神経接続の数にも差が出てくる。(46)それは認知や行動の差異につながるだろう。(47)新皮質が大きく発達すればするほど、局所的な神経回路のつなぎ直しが盛んになり、接続の数も増えるはずだ。

ところが霊長類の脳は、全体が大きくなったわりに脳梁が小さいままだった。脳梁とは、左右の半球間で情報をやりとりする神経線維の束だ。脳の大型化にともなって、左右の連絡が悪くなったのである。(48)人類が進化していく過程で左右の半球は付きあいが薄れ、反対に各半球内では接続が増えて回路が次々と形成されていった。神経回路の多くは同じものが両半球にひとつずつあって左右対称になっている。たとえば右半球には左半身のほとんどの動きをコントロールする回路があり、左半球には右半身を担当する同様の回路がある。ただし片側にしかない回路も存在していて、そうした左右の機能分化が顕著なのがヒトの脳だ。近年の神経解剖学では、さまざまな種で神経回路の非対称性が明らかになっているが、それでもヒトの脳は局在ぶりが著しい。(49)

脳の左右が機能分化する下地は、チンパンジーと枝分かれする直前からすでに整っていたにちがいない。私の同僚であるチャールズ・ハミルトンとベティ・ヴァーマイアは、アカゲザルの相貌認知はヒトと同じく右半球が優位であることを発見した。(50) 別の研究では、ヒトもチンパンジーも、海馬（学習をつかさどり、空間記憶、気分、食欲、睡眠を管理する脳の器官）は左半球より右半球のほうが大きいことがわかった。(51) ヒト科の脳に起きた左右の機能分化はそれだけではすまない。ヒトおよびそれ以外の霊長類の脳で最も研究が進んでいるのは言語関連の領域だが、そこでは多くの非対称性が見つかっている。たとえばウェルニッケ野の側頭平面は外から入ってくる言葉の処理に関係するところで、ヒト、チンパンジー、アカゲザルの側頭平面は左半球のほうが大きい。さらにヒトにしか見られない微細な特徴がある。大脳皮質のミニコラム（†）は左半球のほうが太く、またコラム間の距離も大きいのである。つまり左半球での情報処理はより緻密で無駄がないと考えられる。ひょっ

† 新皮質内の六層構造を縦断するニューロンの集まり。

とするとミニコラムのあいだの空間に、未知の要素が存在しているかもしれない。発話の理解と生成に関わる後言語野やブローカ野も左右非対称であり、発話というヒト独自の能力につながる神経接続の変化が起こったことがうかがえる。(52)

脳梁離断の研究では、もうひとつ興味ぶかい相違点が確認されている。脳には左右の中側頭回と下側頭回をつなぐ前交連《ぜんこうれん》という線維の束があるが、チンパンジーとアカゲザルの場合、前交連がやりとりするのは視覚情報だ。(53) ところが脳梁離断の最近の研究で、ヒトの脳の前交連を通るのは視覚情報ではなく、嗅覚および聴覚情報であることが判明した。同じ部位なのに働きがちがうのだ。さらに大幅な相違があるのが視覚路である。網膜が受けとった情報は後頭葉にある一次視覚野に投影される。これはヒトでもサルでも変わらない。ところが、サルは視覚野を損傷しても空間内の物体を認識して、その色や輝き、方向、パターンを区別することができるのに対し、(54) ヒトは完全に視覚を失う。同じような構造でも働きが種によって異なるわけで、だからこそいろんな種にまたがった比較をする必要がある。

神経線維まで画像化できる拡散テンソル画像という新技術によって、脳の局所的な構成も目に見える形で確認し、数値化できるようになった。この技術を活用して、ニューロンの接続パターンに起きるさまざまな変化も見つかっている。たとえば言語に関係する白質の神経線維束である弓状束《きゅうじょうそく》は、ヒト、チンパンジー、サルで構成がまるで異なっている。(55)

ちがう種類のニューロン

数年前、ひとつの疑問が脳裏をよぎった。神経細胞のつくりは種によってちがうのだろうか、それともまったく同じなのか。私は一流どころの神経科学者に質問してみた。生きた海馬の切片を皿にのせる。それが発する電気信号だけで、持ち主がマウスかサルかヒトか特定できる？ そのときは誰にたずねても、返ってきた答えは同じだった——細胞は細胞だから、どれもいっしょだよ。神経細胞は情報処理の基本単位だから、ハチもヒトも同じ。ちがうのは大きさだけというのだ。もし細胞の大きさを揃えて見せられたら、マウス、サル、ヒトを区別するのは不可能だろうと。ところが実は一〇年ほど前から、それを覆《くつがえ》す異説が出てきている——神経細胞は全種に共通ではなく、特定の種だけが持ち、独特の特徴を持つ神経細胞が存在する。

この新説を裏づける証拠は、一九九九年にトッド・プロイスを中心とする神経解剖学者のグループが初めて確認した。後頭葉の一次視覚野、4A層にある神経細胞が、構造的にも生化学的にもヒトと他の霊長類で異なることを発見したのである。この4A層は、網膜から送られてきた対象認識の情報を、後頭葉の視覚野を経由して側頭葉に伝える役目を果たす。ヒトの4A層は神経細胞が網目のように複雑にからみあっているが、霊長類は細胞がまっすぐ並んでいるだけだった。プロイス自身、これは予想外の結果だと述べている。「視覚神経科学の分野では、アカゲザルとヒトのちがいはほとんどないというのがほぼ定説だった(56)」からだ。ヒトが背景のなかで対象物を見つける能力に長けているのは、神経細胞の構成が進化して複雑になったおかげではないかとプロイスは考える。

そこでひとつ問題が出てくる。これまで私たちが築いてきた視覚系の構造や機能に関する知識は、ほとんどすべてがアカゲザルの研究から得られたものだということだ。プロイスも言っているように、この発見も含めた皮質多様性の証拠はまことに不都合なのである。神経科学者はアカゲザルやラットなどごく一部の種の研究だけで、神経細胞の構造、皮質の構成や接続、そこから実現される機能に関する定説を導きだしてきた。その基盤がいかに穴だらけかはこれから検証しなければならないし、話はこと視覚系だけにとどまらない。

形がハーシーのキスチョコに似ていて、脳の大部分を占める錐体細胞もまた、種を通じて共通だとされてきた。ところが二〇〇三年、オーストラリア人研究者のガイ・エルストンが発表した研究によって、サンティアゴ・ラモン・イ・カハールの見解にふたたび注目が集まることになった。デイヴィッド・プレマックは、似たような行動をとる種を同等と位置づける解釈に懸念を抱いていたが、エルストンも、哺乳類の大脳皮質を研究する比較神経科学者のあいだでは、「残念ながら『似ている』ことが『同じ』だと解釈される」と嘆いている。その結果、大脳皮質は種に関係なく同じであり、同一の基本単位の繰りかえしで構成されていて、その基本単位もまた共通だとする認識が広く受けいれられてしまった。[57] だがエルストンはまったくもって納得できない。「認知処理に深く関わるとされる前頭前皮質の神経回路が、他の領域とまったく同じだとしたら、人間の頭脳活動のような複雑な機能をこなせるはずがない」。一〇〇年前のカハールも、生涯を捧げた研究活動の結論として、脳を構成するのは反復する同一回路ではないと喝破していた。

エルストンたちが突きとめたのは、前頭前皮質（ＰＦＣ）にある錐体細胞の基底樹状突起が、大脳皮質の他の領域にくらべて大きいことだった。そのため前頭前皮質の錐体細胞は接続性が高く、広い範囲にわたって多様で多量な情報を受けとることができる。さらにエルストンたちは、霊長類の種によっても錐体細胞の構造が変わってくることを確かめた[58]。

神経細胞の反応のしかたも、すべての種で同じではない。脳腫瘍を手術で取りのぞくとき、正常な神経細胞もいっしょに切除されることがある。イェール大学の神経生物学者ゴードン・シェパードが、そうして得たヒトの神経細胞を培養してモルモットの神経細胞と比較してみたところ、樹状突起の反応がヒトとモルモットで異なることがわかった[59]。

さらに別の種類のニューロン

一九九〇年代はじめ、マウントサイナイ・スクール・オブ・メディシンのエスシア・ニムチンスキーを中心とする研究グループがあるニューロンに着目した。それは一九二五年に神経学者コンスタンティン・フォン・エコノモが初めて報告しためずらしいニューロンで、その名もフォン・エコノモ・ニューロン（ＶＥＮ）である[60]。ＶＥＮはいわば忘れられたニューロンで、ずんぐりした錐体細胞の約四倍の大きさがある。さらに錐体細胞は基底樹状突起が何本も枝分かれしているのに対し、VENは基底樹状突起が一本しかない。またVENは、認知関連の特定の領域――前帯状皮質と前島皮質――にしかなく、最近になってヒトとゾウの背外側前頭前皮質にもあることがわかった。[61] 霊長類でVENを持つのはヒトと大型類人猿だけで、[62] 数も密度も断然ヒトが多い。大型類人猿のVENは平均六九五〇個だが、ヒトの成人は一九万三〇〇〇個だ。四歳児で一八万四〇〇〇個、新生児でも二万八二〇〇個はある。カリフォルニア工科大学の神経科学者ジョン・オールマンを中心とする研究グループは、VENの分布や構造、生化学的特徴、そして関係する神経系疾患を考えあわせて、VENは社会性を生みだす神経回路を構成しており、直感で瞬時に下される社会的な意思決定に関与しているのではないかと提唱している。[63] このVENが大型類人猿に共通の祖先に出現したのは、約一五〇〇万年前とされる。おもしろいことに、大型類人猿のほかにVENを持つ哺乳類はゾウ[64]と一部のクジラ、[65] それに最近判明したイルカだけ。[66] どれも脳が大きく、社会性の強い生き物ばかりだ。彼らはそれぞれ独自にVENを発達させた。異なる系統の生物に似通った生物学的特徴が現われる、収斂進化の一例である。VENはヒトの専売特許ではないが、持っている数はヒトが圧倒的に多い。

まだ確定したわけではないが、着床後三一～五一日の胎芽《たいが》に存在する前駆細胞もヒト特有のものかもしれない。これは二〇〇六年、イリーナ・ビストロニらの研究グループが発見したもので、大脳皮質を構成する最初のニューロンだ。[67] 他の種にはこれに相当する細胞は見つかっていない。

配線だって同じじゃない

器質的な相違、接続や細胞の種類のちがいを示す証拠がこれだけ積みあがってきた以上、ヒトと他の動物の脳はつくりがちがうと言っていい。それを突きつめることが、ヒトの特異性を理解する手がかりになるだろう。

遺伝子の強力な制御のもとでけたはずれに発達し、後天的要因（遺伝子に異なったふるまいをさせる遺伝以外の要因）と活動依存的学習で磨きをかけられた結果が、いまここにいる私たちである。行きあたりばったりとは対極の構造化された複雑な仕組みを持ち、高い自動処理能力と、制約付きながら優れた技能、それに広範囲に応用できる能力を発揮できる脳は、つまるところ自然淘汰のなせるわざなのだ。私たちが持つ無数の認知能力は、脳のなかでの担当領域がきっちり線引きされており、もちろん神経ネットワークや神経系も領域によって異なっている。そのいっぽうで、同時並行処理が行なわれる複数の神経系も脳のあちこちに配置されている。制御系は単一ではなく、複数あるということだ。自分が何者かという意味づけはそんな脳から生まれているのであって、外からの働きかけに脳が従っているのではない。

それにしても謎は山積みだ。呼吸といった日々生きていくための仕組みが脳の活動の結果であることは、誰もがすんなり受けいれる。ところが精神は脳に組みこまれているという主張になると、とたんに風当たりが強くなる。脳はあとから容易に修正がきく白紙状態ではなく、生まれたときすでに複雑な構造ができあがっているという説も、飲みこむのに難儀するようだ。人間の脳の働きと、それに対して私たちが抱く感情や信念は、意識から物質へ向かう下向きの因果関係、意識、自由意志といった概念のみならず、私たちの行動にも影響を及ぼしていることをこれから見ていこう。

それにはいったいどんな意味があるのか？ ここにどうやってたどりついたかを理解するのは、いったいどんな気持ち？――ボブ・ディランならそう投げかけるかもしれない〔「ライク・ア・ローリング・ストーン」の一節、how does it feel? から〕。もし私たちが自由に選択できる道徳的な動作主で、その大きな仕組みが理解できたら、いったいどんな気持ち？ 人間の精神と思考、そこから導きだされる行動はすべてあらかじめ決まっているのであれば、どこの誰でも気持ちはまったく同じはず。さらに章が進むと、なぜ私たちは、自分が心理的に統一がとれ、制御できていると感じるのかという話になる。実際はそうでないときもあるのに。いやいや……つまるところ大差はない。ご心配なく、私は実存の危機に陥っているわけではない。それでも人は自分の脳が制御され、すべて見透かされているという強い感覚を持っている。誰かがそこにいて、判断を下し、レバーを引いていると感じているのだ。これがどうしても捨てきれないホムンクルス問題だ――こびととも精霊ともつかない「誰か」が采配を振るっている。さまざまなデータに触れ、何か別の仕組みがあるはずだとにらんでいる人でさえ、制御されている圧倒的な感覚から逃れられない。

第2章 脳は並列分散処理

映画『メン・イン・ブラック』にこんな場面があった。司法解剖のときに死体の顔が蓋のようにはずれ、なかでは小さいエイリアンが操縦桿を操作していた。私たちは自分を動かす中枢があると信じていて、それを「私」とか「自己」と呼ぶ。ハリウッドはそれを見事に映像化してみせた。現実にはそうではないことは、理屈ではわかっている。私たちの頭に詰まっている脳は並列分散システムが自発的に機能していて、ちょうどインターネットに本部がないのと同じで、どこかに元締めがいるわけではない。複雑な配線ができあがり、すぐに稼働できる工場が、私たちのほとんどの部分をつくりだしている。たとえばワラビー。オーストラリア南岸に浮かぶカンガルー島は、九五〇〇年前までタマルワラビーの楽天地だった。捕食者が皆無で、食べられる心配がまったくなかったのだ。もちろん捕食者になるような生き物を見たこともない。ところがネコやキツネ、そしていまは絶滅しているが、大昔にタマルワラビーを捕食していた動物のぬいぐるみを見せると、ワラビーたちは草を食べるのをやめて警戒する。捕食者ではない動物のぬいぐるみだと反応しない。だが個体レベルの経験としては、危険な動物を見たことは一度もないはずだ。

私たち人間にも、あらかじめ配線され、傾向が定まった行動や選択が山ほどある。ワラビーの精神活動は知る由もないが、人間は自分の決定が意識的で意図的だと思っている。統一性と一貫性のある緻密な知的装置だという感覚はとても強く、脳もそれなりの仕組みを持っているはずだと感じているのだ。だが実際の脳は、中央指令部があって将軍がそこから命令を発しているわけではない。何百万というプロセッサーがそれぞれ重要な決定を下している。一三〇〇グラムの組織全体にネットワークが張りめぐらされ、高度に専門化されたシステムなのだ。脳にボスはいないし、もちろんあなたも脳のボスではない。その証拠に、いいかげん黙って寝ろと命じても、脳が素直に言うことを聞いたためしはない。

人間の脳の組織については、何百年もかけて少しずつ知識が蓄積されて今日に至る。それは平坦な道ではなかったし、いくら新しいことがわかっても、一抹の居心地の悪さはぬぐえなかった。これほど局在化が進んでいるのに、あたかもひとつの統一体のように機能しているのはなぜか？　それを語るには時代を大きくさかのぼらなくてはならない。

局在化した脳の機能とは？

最初の情報源は解剖だった。人間の脳の解剖学的構造を近代科学の視点で研究した先駆者は、一七世紀イギリスの医師で、ウィリス環（脳の基底部にある動脈構造）にその名を残すトマス・ウィリスだ。脳梁をはじめ複数の部位の縦走線維について、初めて記述したのもウィリスだった。それから一〇〇年と少したった一七九六年、オーストリアの医師フランツ・ヨーゼフ・ガルが、脳は部位によって働きが異なっており、それが才能や特性、気質のちがいを生みだすと提唱した。さらにガルは、道徳心と知性は先天的なものだとまで主張した。発想としては悪くないが、いかんせんまともな科学の裏づけがなく、誤った前提から出発していた。ガルの前提はこうだ。脳は異なる器官の集まりで、それぞれが独自の精神プロセスを受けもって、具体的な特性や才能を生みだしている。何かの才能が秀でていれば、それを担当する器官が大きく発達しているので、頭蓋骨の上から触ってもわかる。だから頭蓋骨を観察すれば、その人の能力や性格がわかるとガルは考えた。これがいわゆる骨相学と呼ばれるものだ。

ガルはもうひとつ良いことを思いついた。それがパリ行きだ。しかしナポレオン・ボナパルトの頭蓋骨を触診したガルは、未来のフランス皇帝にあってしかるべき高貴な特徴が見当たらないと言ってしまい、ナポレオンの心証を大いに害した。政治的な計算はへただったのだろう。ガルがパリ科学アカデミーへの入会を希望しているというので、ナポレオンは彼の骨相学を裏づける科学的根拠を見つけるようアカデミーに命じた。アカデミーは、生理学者マリー＝ジャン＝ピエール・フルーランスにその役目を任せる。

フルーランスが試せる方法は三つあった。

（1）動物の脳の特定の部位を切りとって、結果を観察する。
（2）動物の脳の特定の部位に電気刺激を与えて、何が起こるか観察する。

（３）神経症患者を臨床的に観察し、死後解剖を行なう。

脳の働きが場所によって異なるという発想（大脳機能局在）に大いに関心を寄せていたフルーランスは、（１）を選択した。ウサギとハトの脳でさまざまな実験を行なった彼は、その説を見事立証してみせたのである。大脳半球を切除すると、知覚と運動能力と判断力が失われた。小脳がなくなると動きがぎくしゃくして、平衡感覚がなくなった。そして脳幹を切断すると――お察しのとおり――死んだ。だがフルーランスは、前章で登場した心理学者カール・ラシュリーと同様、記憶や認知といった高度な能力を担当する領域を見つけることはできなかった。そうした能力は脳全域に散在しているとフルーランスは結論づけた。性格や頭の良し悪しを頭蓋骨で判断する骨相学は、科学が求める厳格な基準に到達することができず、エセ科学へと堕ちていった。残念だったのは、大脳機能局在というガルの鋭い着想もいっしょに捨てられたことだ。ただし、もうひとつの思いつきだったパリ移住は成功裏に終わった。

しかしそれからしばらくすると、ガルの説を裏づけるような証拠が臨床の現場から少しずつあがってくるようになる。一八三六年、フランスはモンペリエの神経学者マルク・ダクスが、言語障害を患っていた三人の患者の解剖報告を科学アカデミーに送った。三人とも脳の左半球に病変があったというのだ。だが地方からの報告は、パリではまったく顧みられなかった。別の人物が、脳の片方の半球に損傷が生じただけで発話が阻害されると発表して注目されたのは、それから三〇年近くたった一八六一年のことだった。その人物とはパリの著名な医師ポール・ブローカで、彼の報告はタンという失語症患者の解剖に関するものだった。タンは本名ではなく、彼が発することのできる音がそれだけだったのだ。タンの死後、その脳を調べたブローカは、左半球下前頭葉に梅毒による病変があることを突きとめた。ほかにも失語症患者の死後解剖を行なったところ、全員が同じ領域に損傷があった。その領域はのちにブローカ野と呼ばれるようになる。いっぽうドイツの医師カール・ウェルニッケは、側頭葉のある領域に損傷がある患者は、単語や音を聞きとることはできても理解ができないことを発見した。以後研究者たちは、特定の能力をつかさどる脳の領域探しにやっきになる。

ブローカの所見を追認したのがイギリスの神経学者ヒューリングズ・ジャクソンだが、彼には独自の切り口もあった。妻が全般てんかんの患者で、発作の一部始終を間近に見ていたのだ。発作は身体の特定の部分から始まって、かならず決まった順序で広がっていく。身体の動きは場所がちがっても脳の特定の領域が制御していると考えたジャクソンは、運動活動は大脳皮質に端を発し、そこに局在していると仮説を立てた。ジャクソンは、ドイツの医師・物理学者ヘルマン・フォン・ヘルムホルツが数年前に発明したばかりの検眼鏡も研究に活用した。検眼鏡を使えば、目の裏側までじっくり観察することができる。神経学者たる者、目の観察が重要だとジャクソンは考えていた。その理由はこれから明らかになる。こうして臨床での観察と解剖を繰りかえす初期の研究から、ガルの大脳機能局在は実は正しい路線である可能性が浮かびあがってきた。

局在というのは、大脳機能にかぎった話ではない。シェイクスピアの『オセロ』からジェーン・オースティンの『エマ』に至るまで、古今のフィクション作品から読みとれるのは、脳の無意識部門がかなりの仕事をこなしているということだ。水面下の氷山のような無意識領域と聞くと、まずジークムント・フロイトが思いうかぶ。ただしこれはフロイトが最初に言いだしたことではない。彼は派手にラッパを吹いただけだ。哲学者のアルトゥル・ショーペンハウアーをはじめ、無意識の重要性はそれ以前から強く叫ばれていた。フロイトはそこからヒントを得ながら自らの理論を構築していったのだ。ヴィクトリア朝時代のイギリスで活躍したフランシス・ゴルトンもそうだった。ルネサンス的教養人だったゴルトンはいろんな顔を持っていた。人類学者、アフリカ南西部を旅した探検家、地理学者、社会学者、遺伝学者、統計学者、発明家、気象学者であり、サイコメトリーの父とも称される。サイコメトリーとは、物体に残っているという知性や知識、性格の痕跡を読みとる技術や道具のことだ。ゴルトンは自ら創刊した学術誌『ブレイン』（ヒューリングズ・ジャクソンが共同創刊者）のなかで、人間の精神を一軒の家にたとえている。「上下水道やガスの配管が張りめぐらされており……それらはふだん目に見えず、うまく動いているかぎりは我々は思いわずらうこともなく、存在すら忘れている」。この論文の結論としてゴルトンはこう書いている。「これらの実験から最も強く受ける印象は、半無意識状態における精神の働きが実に多彩であるということだ。意識下の深いところに精神作用の層が存在しており、他では説明できない精神現象に関わっていると考えてもよいのではないか」[1]。ゴルトンはフロイトとちがって、具体的な所見と統計的手法を土台に理論を構築することに心を砕いた。相関、標準偏差、平均回帰といった統計学の概念を導入しただけでなく、標本調査や調査票を最初に活用した人物でもある。遺伝に関心を寄せていたのは、チャールズ・ダーウィンの従弟だったから当然か。「氏か育ちか」(nature versus nurture)という表現はゴルトンが元祖だし、影響の有無を調べるために双子に着目したのも彼が最初だった[†]。

二〇世紀初頭には、脳の機能局在や無意識の作用が広く注目されるようになったものの、前章で見たように、行動主義や脳の等能性といった当時主流の立場に阻まれて議論は遠回りすることになる。とはいえ脳の等能性説もまた、臨床医学から厳しい追及を受けた。始まりはマルク・ダクスだ。彼は脳の特定の領域に起きた損傷が、誰にでも同じ結果を引きおこすことを突きとめた。ほかにも神経学の領域では謎が数多くあって、どれも等能性説では説明がつかない。だが脳には専門ごとのネットワークが分散していると考えると、謎の少なくとも一部は解決する。脳画像技術や脳波計が出現する前から、脳損傷の患者が抱える障害をつぶさに観察するうちに、それが一種のリバースエンジニアリングとなって、脳が認識状態をつくりだす過程が推察できるようになったのである。

患者たちの貢献

神経科学の進歩は、研究に快く協力してくれる多くの患者に支えられてきた。患者が見せる異常行動が、脳の特定の領域の損傷によるものだということは、彼らの脳をX線や初期のスキャン装置で調べて初めて確認できた。たとえば頭頂葉のある場所を損傷すると、重複記憶錯誤という奇妙な症状が生じる。ひとつの場所が二か所以上に同時に存在していたり、別の地点に移動したと思ってしまうのだ。私のところにも重複記憶錯誤の患者がいた。その患者は女性で、ニューヨークの私の診察室にいるのに、メイン州フリーポートの自宅にいると主張していた。診察のとき、私はいつも同じ質問から始めた。「それで、いまあなたがいるのはどこですか?」 すると彼女はこう答える。「メイン州フリーポートです。信じていただけないのはわかっています。今朝ポズナー先生から、あなたはいまメモリアル・スローン＝ケタリング病院にいると言われました。それはいいんです。でも私は、メイン州フリーポート、メイン・ストリートの自宅にいるんです!」 そう言いはる彼女に、私はさらに質問した。「ここがフリーポートのあなたの自宅だとしたら、ドアの外にあるエレベーター、あれはどういうことですか?」 彼女は落ちつきはらって答えた。「先生、あれを設置するのにいくらかかったと思います?」

† 指紋識別のための分類システムを考案し、まったく同じ指紋を持つ人間が存在する確率を計算したのもゴルトンだ。

頭頂葉からもう少し前の部分も見てみよう。前頭葉外側部に損傷を受けると、順序だてて行動したり、先の計画を立てたり、一度に複数の作業を並行することができなくなる。目のくぼみのすぐ上にある眼窩前頭皮質に損傷があると、フィードバックを行なう情動経路が阻害されて認知状態を監視できなくなるため、善悪の判断能力が失われる。行動の抑制も弱まるので、衝動的で強迫的、攻撃的で暴力的な行動が増え、高次認知が機能不全に陥る。左側頭葉のウェルニッケ野が損傷するとウェルニッケ失語症になり、書かれたり話されたりした言葉が理解できず、自身は周囲が理解不能な無意味なことをよどみなく話す。このように臨床医学の症例から、認知活動が持つさまざまな側面には、それぞれ脳の特定の部分が深く関与していることがわかってきた。

役割別モジュール

しかも最近になって、脳の機能局在はガルが考えた以上に細分化されていることがわかってきた。側頭葉を損傷した人は、人工物の区別はできるのに動物が見わけられない、あるいはその反対だったりする。(2) 側頭葉のなかの特定の場所が傷つくと、ジャックラッセルテリアとアナグマの区別がつかない(たしかに似ていなくもないが)。また別の場所だと、トースターが認識できなくなる。さらにちがう場所を損傷して、果物が認識できなくなった患者もいる。ハーヴァード大学のアルフォンソ・カラマッツァとジェニファー・シェルトンは、脳には生物・無生物という区分けの知識システム(モジュール）が存在し、それぞれに独自の神経メカニズムが働いていると考える。こうしたモジュールは知識そのものではないが、自分が置かれた状況の特定の要素に注意を向けさせることで、生存の可能性を高めているというのだ。たとえば、ヘビやライオン、トラといった捕食動物の気配をいち早く察知するシステムが存在する可能性もある。(3)一連の視覚的な手がかりが脳にコード化されていて、地を這う動き、鋭い牙や平たい顔の正面についた目、身体の大きさや格好などがインプットされると相手を識別し、注意をうながすのである。(4)トラをトラと認識する知識は生まれつき持っていなくても、平たい顔で目が正面を向き、音もなく忍びよる鋭い牙の大型動物を見れば、自然と身構える。同様に、草むらを何かが這う気配を感じたら、たちまちアドレナリンが分泌されて回れ右をするだろう。

捕食動物という区分けで発動するモジュールは、むろんヒトに限ったことではない。カリフォルニア大学デイヴィス校のリチャード・クロスを中心とする研究チームは、誰とも接触せずに育ったリスを使って実験を行なった。ヘビを見せられたリスは、生まれてから一度も見たことがないにもかかわらず、逃げようとした。他の対象ではそうした反応は見られなかったので、ヘビを怖がるのは生まれつきだと言える。クロスらは、集団からヘビ嫌いの刷りこみが消えるには一万年かかると計算している。(5)カンガルー島のタマルワラビーが、いまだにネコやキツネのぬいぐるみに警戒するのも納得がいく。彼らは捕食動物の動きや臭いではなく、視覚的な特徴に反応しているのだ。捕食動物の識別といった固有度の高いモジュールは、生まれつき配線されているメカニズムであり、過去の経験や社会的な文脈がなくても発動する。人間と動物が共有するモジュールもあれば、動物にあって人間にないモジュールもあるし、人間にしかないモジュールもある。

脳を分断する

左右の半球を分断した、いわゆる分離脳患者を対象にした脳の研究が始まったのは一九六一年のことだ。カリフォルニア工科大学のロジャー・スペリーの研究室では、一九五〇年代後半からサルやネコの脳梁を切断してその影響を調べており、新しい実験手法をいくつも開発していた。(6) 脳梁がつながっている動物の片方の半球が新しい作業を覚えると、獲得した技能はもういっぽうの半球にも伝わる。だが脳梁を切断するとそうはならない。分離脳では知覚や学習も分断されるのだ。こうした重大な影響が明らかになるにつれて、人間でも同じことが起こるのかという問題が当然浮上してくる。しかしそれには懐疑の声が多かった。理由はいくつかある。まず、脳梁損傷を伴う特有の障害は一九世紀後半からすでに数多くの報告があったにもかかわらず、ラシュリーの等能性説に押されて無視され、看過されて、誰も知らない状況が長く続いていた。また懐疑派にとって有力と思える証拠もあった。脳梁欠損で生まれた子どもに、これといった悪影響がないことである（†）。何より決定的なのは、一九四〇年代にロチェスター大学のアンドリュー・エイクライティスが行なった研究だった。難治性てんかん患者二六人に、治療の一環として脳梁離断術を施したところ、神経学的、心理学的に重大な変化は起こらなかったというものだ。(7) 術後の患者は順調で、術前とのちがいを自覚する者は皆無だった。カール・ラシュリーはこの研究結果に飛びつき、脳の量作用と等能性をさらに強力に主張した――大事なのは皮質全体であり、個々の神経回路は二の次である。ラシュリーは、脳梁は左右の半球をつなぎとめているだけだとまで言いきった。

ダートマス・カレッジで四年進級を控えていた夏、私は学部生のサマーフェローとして、カリフォルニア工科大学のロジャー・スペリーの研究室に入った。前章でも触れた神経再生の研究に興味があったからだ。しかし私が行ったとき、研究の中心は脳梁に移っていた。ウサギの脳の半分に麻酔をかける作業を繰りかえしたその夏、私は基礎研究こそ自分の道だと思いさだめた。このとき私の心をとらえたのは、人間が脳梁離断術を受けるとどうなるかということだった。スペリー研究室では、ネコ、サル、チンパンジーの脳梁を切断すると、脳の働きが激変することがすでに確認されていたから、ヒトにも何らかの影響があるはずだ。四年生の春休み、私はエイクライティスの患者たちに別のやりかたで再検査をやることにした。ダートマス・メディカル・スクールのヒッチコック財団から、生まれて初めて二〇〇ドルの補助金を獲得することに成功し、レンタカーとホテルはそれでまかなうことができた。ダートマスの心理学科から借りたタキストスコープ（コンピューター登場以前に使われていた瞬間露出機）を車に積みこんで、私はロチェスターに向かった。ところが待機して

† その後、脳梁欠損症患者は代償機能を発達させることがわかった。

いるあいだに実験がキャンセルされてしまう。これまでの努力は水の泡で、私はがっかりした。それでも探究心は揺るがない。刺激に満ちたカリフォルニア工科大学に魅力を感じた私は、その年の夏、同大学院に進学した。

大学院生になった私に新しいチャンスがめぐってきた。ロサンゼルスにあるホワイト記念病院で神経外科の研修医だったジョゼフ・ボーゲンと、彼を指導する教育担当の医師フィリップ・ヴォーゲルのところに、ひとりのてんかん患者がいた。WJと呼ばれるこの患者は、頑丈な体格の魅力的な男性だったが、一〇年前から週に二回は大発作を起こし、そのたびに回復するまで一日を要していた。これではまともな生活は送れない。過去の医学文献を調べたボーゲンは、WJには脳梁離断術が適しているのではないかと考え、本人も手術に踏みきることにした。そしてダートマス時代に実験手法を考案していた私が、術前・術後のWJの検査を担当することになった。[8] 手術は大成功で、WJは大発作の不安がなくなったこと以外、以前の自分とまったく変わらないことを大いに喜んでいた。私もWJの脳の働きを探ることができて興奮した。その後も同様の患者を何人も検査して、積みあがっていく結果にますます興味を持つようになった。

難治性てんかん患者の脳梁離断術は、他の治療がどれも効果がなかったときの最後の切り札だ。ニューヨーク州ロチェスターの神経外科医、ウィリアム・ヴァン・ワーゲネンが一九四〇年に初めて実施した。重度のてんかん患者が、脳梁に腫瘍ができたあと発作が治まったのがきっかけだ。[9] 左右の脳の連絡を断てば、発作につながる電気信号が左右どちらかの脳に留まり、発作が全身性に至らずにすむと考えられた。だが脳を半分に切ってしまっていいのか。悪影響はないのか。脳が二つに分かれると、人格も二つできるのでは？　そんな懸念をよそに、この治療法は大きな成功を収めた。てんかん発作は六〇～七〇パーセントも減少し、なかには完全に発作が消えた例もあった。患者自身もすこぶる好調で、態度や動作も正常だった。人格や意識が分かれたりすることはなく、[10]それどころか精神状態の変化をまったく感じない人がほとんどだった。申し分のない結果だったが、それでも一抹の不安はぬぐえなかった。

脳の左右の半球を分断するというのは、具体的には二つの線維経路、すなわち前交連と脳梁を切断することだ。ただ、これで左右の連絡が完全に断たれるわけではない。脳幹という共通部分があるからだ。脳幹が覚醒状態を管理するおかげで、左右の半球は同時に眠り、同時に目覚める。[11]皮質下の経路にも変化はない。全身の神経から届けられる五感の感覚情報のほか、筋肉や関節、腱の動きから得られる固有受容性感覚、つまり身体が空間内でどんな位置にいるかという情報もまた、左右の半球は同じように受けとる。左右どちらの半球でも目を動かせること、空間注意システムは統合的なものがひとつしか存在しないことも、脳梁離断術を行なって初めてわかった。刺激を取捨選択する一連のプロセスは、脳を分断したあとも一源性であり続けた。脳が切りはなされたからといって、注意が空間内の異なる二か所に分散されるわけではない。[12]右脳で車の流れを確認しながら、左脳でスマホに届いたメールを読むことはできないのだ（多くのドライバーはやれると信じているが）。また片方の半球が受けとった情動的な刺激は、もういっぽうの判断に影響を与えることもわかった。

ダクスやブローカの研究で示されていたように、言語野が左半球にある（左ききの人には一部例外あり）ことも早い段階で確認できた。

私は手術前のＷＪにさまざまな検査を行なった。彼は左右どちらかの視野に置かれたり、左右どちらかの手に乗せられた対象物の名前を言うことができた。片手での作業を指示すると、どんな指示も理解できるし、実行することもできた。つまり完全に正常だった。術後のＷＪはすこぶる快調だった。ロチェスター大学の患者たちと同様、てんかん発作と縁がなくなったことを除いて術前との変化はなかった。そこで私は独自の検査を実施してみた。それはエイクライティスの方法と異なり、視覚系の解剖学的特性を利用したものだった。人間の場合、左右の目から伸びる視神経は途中で二つに分かれ、内側半分は交差して左右反対の半球に向かい、外側半分は目と同じ側の半球に入っていく。右視野を担当する部分は左右両方の目に存在していて、どちらも受けとった情報は左半球に送る。左視野も同様。けれども動物の場合は、片方の半球に入ってきた情報はもういっぽうに届かない。左視野からの情報には、右半球しかアクセスできなくなるのだ。だから動物であれば、左右どちらかの半球にだけ情報をインプットすることが可能だった。

術後初めての検査の日がやってきた。そこで何が起こったか？　最初のうち、検査は予想どおりに進んでいった。発話中枢は左半球にあるので、左半球で認識した対象物の名前は言えるはずだ。彼の右視野でスプーンの絵を一瞬光らせたあと、「何か見えましたか？」と問うと、ＷＪは迷わず「スプーン」と答えた。問題はそのあとだった。では左視野から右半球に届く情報はどうなるだろう？

エイクライティスの研究では、脳梁は左右半球の情報統合に重要な役割を果たしていないと考えられたから、それに従うならばＷＪは対象物の名前を言えるはずだ。しかしカリフォルニア工科大学の動物実験では反対の結果が出ている。私が自腹を切ってまで確かめたかったのはそこだった。私たちはＷＪの左視野にだけ見えるように絵を一瞬表示させた。「何か見えましたか？」

科学研究に従事したことのない人に、あの緊張感をどう説明すればいいだろう。たとえるなら、ルーレットで二年分の稼ぎを一目賭けにつぎこんだようなものだ。読みがはずれたら全財産とこれまでの働きが水の泡。私は自分が考案した検査手法で、これまで知られていなかった何かが明らかになると信じていた。絵を見せられた右半球はどんな反応を示すのか？　私の心臓は早鐘を打ち、アドレナリンが全身を駆けめぐった。いまでこそ誰もが当たり前のように知っていて、パーティでのおしゃべり程度の話題だが、そのときの私の衝撃はたとえようがなかった。ＷＪは「何も見えませんでした」と答えたのだ。右半球が認識した対象物を、左半球で言葉にできなかったのではない。ＷＪはそこに物があることさえわからなかった。学部生のときに思いつき、大学院でようやく実行できた検査が、大発見をもたらしたのである！　アメリカ大陸を見つけたコロンブスでも、あのときの私ほど興奮しなかっただろう。

当初、ＷＪは左視野に加わる視覚刺激に無反応なのだと思われていたが、さらに調査を進めるうちにそうではないことがわかった。私は右半球が視覚情報を受けとっているかどうかを確認する検査を考えだした。顔面と上腕の近位筋は左右の半球が制御しているが、手の遠位筋は左右どちらかの半球の管理になる。つまり左半球は右手を、右半球は左手をコントロールしているわけである。[13] 自分の手が見えないとき、左半球は左手が何をしているのか見当もつかない。その逆も然り。そこで私は、言葉（左半球担当）で答える前に、モールス信号のキーを左手（右半球担当）で打ってもらう方法を考えた。そして右半球だけに光を見せると、WJは左手でキーを押したにもかかわらず、何も見えなかったと答えたのだ！　彼の右半球は光刺激を感じなかったのではない。ちゃんと光を見たからキーを押した。にもかかわらずWJが見えないと言ったのは、左右の半球間で情報伝達が阻害されたからにほかならない。

検査の結果、視覚に限らず、触覚や固有受容性感覚、聴覚、嗅覚でも、片方の半球が受けた情報はそこだけで処理されていることがわかった。もういっぽうの半球はまったく関知していない。左半分は右半分が何をしているか知らないのだ。むろん逆も同じこと。脳梁離断術を受けて分離脳になった患者の左半球および言語中枢は、右半球に入ってきた情報にアクセスすることができない。私たちの前に新しい可能性が開けてきた――損傷が引きおこす障害はこれまでも調べることはできたが、そうではなく脳が発揮する能力を、片方の半球だけに限定して探れるようになったのである。

他の患者を対象に行なった別の実験では、左手が届くところに物を何種類か並べ、ただし視界はさえぎった。右半球にだけ絵を一瞬見せると、左手は手探りでいま見た絵と同じ物を選びだす。しかし「何か見えましたか？」「左手に持っているものは何ですか？」という問いに、患者は何も見えなかったし、左手に何を持っているのかわからないと答えた。自転車の絵を瞬間的に表示して、何か見えたかと患者にたずねる。患者は見えなかったと答えつつも、左手が自転車が描かれたカードを引いたこともあった。

こうした実験を繰りかえすうちに、右半球は視覚・空間技能に優れていることがわかった。表示した絵のとおりに色つきブロックを並べる実験では、右半球の管理下にある左手は課題を難なくこなすのに対し、右手はいつまでたってもできない。ある患者などは、左手が「手を出そうと」するのを阻止するため、左手を太腿で押さえこんだ。左手は立体的に描かれた図形を写しとるのは得意だった。しかし右手は手紙を書くことはできても、立方体を描くことはできない。右半球は、まっすぐな状態の顔面を認識したり、注意を集中させたり、知覚を区別する課題に特化していることがわかった。いっぽう左半球は、言語や発話といった知的行動が専門である。患者の言語性ＩＱは、脳梁離断術後も変化がなかった[14]。問題解決能力も同様だ。自由想起能力などは多少落ちた可能性もあるが、左半球の認知機能は術前と基本的に変わらなかった。ところが右半球のほうは、認知機能が大幅に落ちたのである。右半球には、左にはない独自の豊かな精神生活が存在していることが明らかになった。

神経障害の患者を調べた研究から、顔の表情は随意と不随意で神経経路がまるで異なることがわかっている。不随意の表情をつくれるのは左半球だけだ[15]。右半球に損傷が生じて左半球との連絡が阻害された患者の場合、笑顔をつくってくださいと指示されても顔の右側しか反応しない。左側は無表情のままだ(†)。ところがジョークを聞いて思わず吹きだすときは、顔の両側が自然に笑っている。このときは別の神経経路が使われていて、左右の半球が連絡していなくても表情がつくれるのである。そのちょうど反対のことが起こるのがパーキンソン病患者だ。この病気によって錐体外路と呼ばれる神経経路が損傷を受けると、運動協調性が阻害されるため、随意性の表情しかつくれなくなる。分離脳の患者を対象に私たちが行なった実験でも、「笑顔になる」「眉をひそめる」といった指示を左半球に与えると、まず顔の右側が、続いて左側が反応した。左右の時間差は〇・一八秒である。これは、右半球が皮質下の神経経路からフィードバックを得て反応したためである。

こうした研究結果から、脳には専門化された領域が数多く分散して存在していることがわかってきた。だが私たちの実験からは、もうひとつの可能性が浮上してきた。脳の片側の半球が、もう片方のあずかり知らないところで情報を所有するというのは、意識の二重化ではないのか?

二重意識?

二重の意識と聞いておもしろいと思う人ばかりではない。ロックフェラー大学のエレベーターで乗りあわせた心理学者のジョージ・ミラーが、連れの偉大な心理学者ウィリアム・エステスにこんな言いかたで私を紹介した。「マイク、人間の分離脳現象を発見したのは彼だ」。するとエステスはこう言ったのだ。「ほほう、これで未知のシステムが二つに増えたわけだ!」　分離脳になったことで、左右の半球が独立した意識を持つと思われているらしかった。左精神と右精神といった風に。

ロジャー・スペリーも一九六八年にこう書いている。「この症候群の基本となる興味ぶかい特徴は、自覚的意識の大半の領域が明らかに二重化することかもしれない。患者は、統一された一本の意識ではなく、自覚的意識が二本流れているようなふるまいを見せる。二本の意識はそれぞれの半球に属しており、たがいの半球の精神体験からは切りはなされ、隔絶している。言いかえるなら、それぞれの半球の感覚、知覚、概念、衝動、およびそれらに関連する意志的、認知、学習の体験が、すべて独立した私的なものになっている[16]」

WJから四年後、私はこの研究をさらに掘りさげて次のような結論に達した。「大脳の正中切開によって正常な統一意識が分裂し、分離脳患者は左精神と右精神の（少なくとも）二つの精神を持つことになる。それを裏づける証拠を、我々はこの一〇年間積みあげてきた。それは結合双生児が完全に独立した人格であるように、完全な二つの意識体として共存している[17]」

だが、二つの意識のうちどちらが主体なのだろう？　自分が二人いて、自由意志も二つあるということなのか？　脳の半球どうしが主導権を争うことはないのか。片方だけが責任者になったりするのか。身体は一度にひとつしか存在できないが、脳には二つの自分がいるということ？　では、この揺るぎない統一感はいったいどこから来ているのか？　意識と自己感覚は、ほんとうに脳の片

† 左半球は顔の右側にある筋肉を、右半球は左側にある筋肉を主にコントロールしている。

側に存在しているのか？

意識とは何か？

こうなるともう理論の迷宮だ。そもそも意識に関しても、その周囲をめぐっているだけで、意味するところをわかっていない。あえてそこに切りこもうとする者はいなかった。その後私は、思いたって『世界心理学辞典（*The International Dictionary of Psychology*）』（一九八九年）を開いてみた。著者である心理学者スチュアート・サザーランドの定義は、役には立たないがおもしろいものだった。

【意識】知覚、思考、感情を抱くこと。自覚している状態。この言葉は意識の意味を把握していないと理解不能な用語でしか定義できない。意識とは魅力的でありながらとらえどころのない現象であり、それが何なのか、何をするのか、なぜこうなったのかを明確に述べることは不可能である。意識に関して読む価値のある文献は、過去一冊も書かれていない(18)。

最後の一文には安心した。医学文献データベースで検索したら一万八〇〇〇件以上の論文がヒットしたのだが、それを読まなくてもいいことになったからだ。ただこれで、意識の専門家でも議論するのに神経を使う微妙な話題、誰もが一家言持っていて、理解していないのは自分だけだと思わされる話題だということはわかるだろう——子どもへの性教育にちょっと似ている。これが物理学者ならば、道を歩いていて向こうから来る男が弦《げん》理論にくわしいとはよもや思わない。意識というテーマには厄介な面があって、私たちはなぜか神秘的なものとして特別扱いしてしまう。同じく漠然としているはずの、記憶や本能とは一線を引いてしまうのだ。意識、記憶、本能は、いずれも脳内にその存在を確認したわけではないが、研究の積みかさねで少しずつ実体が明らかになってきている。だから厳密な定義がなくても意識を論じることに問題はないだろう。こうした悩みを抱えているのは神経科学者だけではない。サンタフェ研究所の研究員に最近聞いた話では、遺伝子の最新の概念は、本来のものとかけ離れてきているそうだ。

一九七〇年代、脳梁離断術を受けた患者は意識体系が二つになると私たちは信じて疑わなかったが、サー・ジョン・エックルスとドナルド・マッケイはちがっていた。エックルスは一九七九年に行なったギフォード講義のなかでこう述べている。右半球が持てる自己意識はあくまで限定的で、本人の個性を成立させるほどではない。個性はあくまで左半球にあるのだと。ドナルド・マッケイはそれだけでは飽きたらず、自身のギフォード講義でこう語った。「脳梁レベルのシステムを分割するだけで、二人の人間が出現するといった主張には、現時点でいかなる根拠もないし……きわめて重大な意味で、現実にはありえない(19)」

科学の世界では、研究の進展とともに人格二分説は捨てさられたわけだが、困ったことにマスメディアはいまだにその影を引きずっている。だが患者の実験例は増え、検査手法が変化し、精密なスキャン装置も登場して、データが蓄積されている。それは私たちの脳が持つ柔軟性の賜物だろう。さらに頭の良い人たちが鋭い質問を考え、巧みな実験を設計するようになった結果、システムは片方の半球内にも、そして両方の半球にまたがって無数に存在するという説に傾きはじめている。いまでは、脳は二つの意識的システムに分けられるのではなく、複数のダイナミックな精神システムの集まりととらえるのが一般的だ。

脳二分説の終焉

脳二分説が揺らぎはじめたのは、認知能力の実験を重ねて、左右の半球が同じでないことがわかってきてからだ。左半球は言葉を話し、理解できる切れ者。いっぽう右半球は言葉を話さず、言葉を理解する能力も限定されている。そこで私たちは、右脳に対しては小学一年生レベルの絵と単語を使った簡単な概念テストを行なった。被験者の右半球に「なべ」という単語を見せると、左手はなべの絵を指す。「水」という単語なら水の絵を示した。ここまでは問題ない。右半球は単語を読みとり、それと絵を関連づけて正しく答えた。ところがこの二つの単語を同時に表示したときは、被験者の左手は水の入ったなべではなく、空っぽのなべを指さしたのだ。同じ課題を左半球にさせると、難なく正解した。そこでわかったのは、右半球は推論が苦手だということだ。右半球にマッチの絵、続いて積みあげた薪の絵を見せる。そして六枚の絵から、最初の二枚と因果関係にあるものを選ぶよう指示されても、右半球は燃えあがる薪の絵を選ぶことができない。U字形が正方形に変化していく過程の図形を選ぶ課題でも、右半球はお手あげだ。ところが左半球はやすやすと課題をこなした。この差異は、分離脳患者が右半球を使って話し、広範囲の語彙を構築しようとするときにも見られた。右半球はやはり推論ができなかった。

二つの半球で起こる意識的な経験は明らかに異なっている。片方は推論を引きだせる世界に生きているが、もういっぽうはそうではない。右半球の世界は額面どおりでしかない[20]。以前に見た品物を選べと指示されれば、右半球は「プラスチックのスプーン、鉛筆、消しゴム、リンゴだったな、よし」と正確に選びだし、初めて見た品物は却下する。ところが左半球は、似ている品物は以前にも見たと誤って判断しやすい。自ら構築した枠組みに納まるからだと思われる。だからプラスチックではなく銀のスプーンを、木の鉛筆ではなくシャープペンシルを、ピンク色ではなく灰色の消しゴムをすでに見たことにしてしまうのだ。右半球は推論ができないがゆえに、対象物に抱く感情も限られる。お菓子の箱をプレゼントされても、右半球にとってはお菓子の箱でしかない。だが左半球は、その箱からあらゆることを推論する。

もしシェイクスピアの『ハムレット』に出てくるマーセラスが「脳二分説では何かが腐っている！」と言ったら、私たちもそれに同意せざるを得なかっただろう。研究が進むにつれて、左右の半球はどちらも専門化されているが、意識のレベルが同じでないことがはっきりしてきた。ひとつのものを同じように意識できるわけでもなければ、課題をこなす能力も同じではないのである。脳二分説は腐り、意識の統一性をめぐる既存の概念は悪臭を放ちはじめた。そこで最初の疑問に戻ってみる。意識的な経験はどこからやってくるのか？　処理された情報は、意識賦活《ふかつ》センターのようなところを経由して主観的な経験の自覚へとつながるのか、それとも別の形式が存在するのか。流れは後者へと傾きはじめた――複数のサブシステムが機能するモジュール構造である。意識的経験を可能にする単一のメカニズムという発想に、私たちは疑問を持ちはじめる。意識的経験とは、専門の能力を持つ複数のモジュールから生じる感覚なのではないか。専門的な能力を発揮する領域が脳内で次々に見つかり、意識的経験がそうした領域と密接に結びついていることが判明したことによって、意識は脳全体に分散しているのだという見解に到達した。意識は左半球にあるというジョン・エックルスの主張とは正反対だ。

そうした結論を下さざるを得なかったのは、脳梁離断術を受けた直後の患者がこんな反応を示したからだ。「調子はどうですか？」とたずねると、「快調ですよ」と答えが返ってくる。「手術前と何かちがっていますか？」と質問しても、変化はないという答えだった。そんなはずがない。前述したように、患者は左の視野に何が映っているかまったく答えられないのだ。言葉で快調ですと答える左半球は、視野の左半分が見えておらず、しかもそのことに気づいていない。それを補正して両方の半球に視覚情報を届けるために、患者は無意識のうちに頭をたえず動かしている。これがもしほかの手術で、麻酔から覚めたときに視野の左半分が欠けていたら、「先生、左側が見えません

――いったい何があったんです？」と騒ぐはずだ。ところが分離脳患者からそんな言葉はついぞ聞かれない。何度も検査を受け、それがどういう目的かを教えられたあとでも、患者は自分自身や自分の脳が特別だとは微塵も思わない。左半球は、右半球およびその機能との連絡が絶たれたことを少しも残念に感じていないのである。どうやら脳には、空間の部分ごとに認識を担当する領域が決まっているらしい。そこが機能していないと、空間の担当部分は存在していないことになる。視野の左半分から入ってくる視覚情報は、脳の右半球が処理する。右半球はそのことを意識できているが、連絡が遮断されている左半球にはそれが届かない。左半球にとっては何もないのと同じ。見たことも聞いたこともない誰かを懐かしがることができないように、脳は処理できないものを意識することはできない。

意識とは、右ないし左の半球で発生する感覚的なモーメントと結びついた局在的な現象なのではないか。そうだとすれば、神経疾患の患者に見られるさまざまな行動も説明がつく。

視野の左側がとつぜん失われたとき、「先生、左側が見えません！」と訴える患者と、何も言わない――意識していない――患者がいるのはどういうことか？　視野欠損を意識できる患者は、視神経のどこかに損傷が起きて、視覚情報を処理する皮質に情報が入ってこなくなった結果、視野が欠けた。ところが視神経ではなく、視覚連合野（視覚情報処理のさらに先の段階を行ない、視覚経験を生みだすところ）を損傷してしまうと、同じように視野が欠けても患者本人はまったく異常に気づかない。分離脳患者と同じだ。それはなぜか？　脳の視覚野は、視覚的世界のさまざまな像を表現したり、構成したりするところで、場所によって視野のどのあたりを扱うか担当が決まっている。たとえば、「左視野の真ん中では何が起こっているのかな?」とたえず注意を払っている場所が存在するのだ。視神経が損傷しても視覚野は機能しつづけているので、視神経からの情報がとだえると「何も入ってこない! 何かおかしい!」と騒ぎたてる。いっぽう視覚野が損傷すると、そこが処理していた視野の部分は担当者が不在となる。その結果、その部分の視野は意識上では存在が消えてしまうのだ。大騒ぎは起こらない。このように中枢部分が損傷した場合、異常に気づくべき部分がその能力を失い、代わりを引きうけるところもないため、患者は何もおかしいとは思わない。そうなると現象的意識、つまり自分が何かを知覚をしているという感覚は、特定の活動を伴う局在的なプロセスが生みだすものと考えざるを得ない。

脳にはありとあらゆる局在的な意識システムが存在しており、その組みあわせが意識の出現を可能にしているのだと思う。意識感覚はひとつにまとまっているようでいて、実は無数の独立したシステムが形成しているのだ。ある瞬間にふと意識上にのぼる考えは、そのとき最も優位を獲得したものである。脳内では、いくつもの意識システムが覇権を争って仁義なき戦いを繰りひろげており、それを勝ちぬいた者だけに意識という賞品が与えられる。

脳梁離断術を受けた女性患者が、数年後に右半球を使って簡単な言葉を発話できるようになり、そこから興味ぶかい実験シナリオが生まれた。彼女がどちらの半球で話しているかを識別するのは、ちょっとした挑戦だった。彼女は面談で、左右どちらかの視野に絵を見せたときのことをこう話してくれた。「こちら側［彼女は画面左側に表示され、右半球がとらえた絵を指さした］の絵ははっきり見えます。右側は、何と言うか自信を持って答えられるんです」。それまでの検査で、右半球は知覚全般の判断が優れていることがわかっているから、はっきり見えるという感想は右半球が下したものだろう。そして右側は自信を持って答えられるというのは、左半球の出した結論だ。つまり彼女は左右の半球がそれぞれ生みだした二つのストーリーを述べているのだが、聞くほうは統一されたひとつのシステムから出た言葉だと思う。二つの独立したシステムが発信した情報が、聞く側の頭のなかでひとつに撚《よ》りあわされるのだ。

どうしてそうなったのか？

なぜ私たちは、無数のシステムが共存するまでに分散化が進んだのだろう？　その答えを探るには、前章に立ちかえる必要がある。巨大化した脳に起きた接続パターンの変化だ。脳の容積とニューロンの数が増え、神経ネットワークの規模が拡大するにつれて、ニューロンどうしの接続は相対的に減る。一個のニューロンが接続できるニューロンの数は基本的に変わらない。神経経済的側面からも、ニューロンが接続できる数には限度がある。もし一個のニューロンが他のすべてのニューロンとつながったら、脳は巨大な組織になってしまうだろう。計算論的神経科学を研究するマーク・ネルソンとジェイムズ・バウワーは、直径二〇キロメートルに膨れあがると計算している。(21)そんなバカでかい脳は代謝コストも莫大なものとなり、ひっきりなしに「腹が減った！」と叫ぶだろう。いまの脳でさえ、消費するエネルギーは全体の約二〇パーセントを占めている[22]。それが直径二〇キロになったらどうなることか！（少なくとも肥満の悩みは解消されるが。）離れた領域にあるニューロンと長い軸索でつながると処理速度が落ち、同期行動はできなくなる。シナプス数を増やすために樹状突起も大きくなるだろう。他のニューロンから入ってくる電気信号を統合するとき、樹状突起の枝分かれが関係してくるので、ニューロン自体の電気的特性も変わってくるはずだ。ともあれニューロンが他のすべてのニューロンと接続することは実質不可能である。そこで私たちの脳は、進化の途上で別の解決策を編みだした。

神経生物学者のゲオルク・ストリーターは、比較神経解剖学および哺乳動物の接続性に関する最新知識を下敷きに、ヒトの脳の進化的発達には、ニューロンの配線に一定の「法則」があると述べている[23]。

○ネットワークの大きさと接続数は反比例する——大きい脳では絶対的な接続数を維持するために接続がまばらになるが、そのために二つの工夫が用意されていた。

○接続距離を最小限にする——接続を最短にすれば、長く伸びる軸索に場所が取られることもなく、エネルギーも少なくてすむ[24]。信号の送受信も速くなる。その結果局所的なネットワークが出現して専門化が進み、処理モジュール群が形成されていった。だがいくら個別処理が高度になっても、脳内の別の領域との情報交換は不可欠だ。そこで……

○すべての接続を最短距離にするのではなく、長距離をつなぐ接続も残しておく。霊長類が発達させた脳は、言ってみれば「小さな世界」だ。短距離で高速で局所的な接続がたくさんと、そこで行なわれる処理を連絡する数少ない長距離の接続で構成されている（二点間を結ぶ最短）[25]。こうした構成のおかげで、きわめて効率のよい局所処理（モジュール化）が可能になり、それと同時に全体のネットワークともすばやくやりとりできるようになった。これは人間どうしの社会的関係をはじめ、多くの複雑なシステムに共通する形だ[26]。

分散化は、大型化した脳のなかでニューロンを効率よく機能させる工夫の結果だった。接続を密にしないでおくには、領域ごとに回路を構成し、専門化と自動化を進めるしかない。こうして無数のモジュールが出現し、それぞれの仕事にいそしむようになった。

私たちが自覚している意識は氷山の一角で、自覚に届かないレベルでも無意識の脳が忙しく働いている。恒常性を保つこともそのひとつで、心臓を動かし、肺に呼吸させ、体温を適切に維持する作業を脳は少しも休むことなくこなしている。さらにここ五〇年の研究で、膨大な数の無意識的処理が滞りなく行なわれていることもわかってきた。これまで見てきたような視覚などの感覚処理のほかに、ポジティブおよびネガティブの先行刺激処理や、カテゴリー識別処理もある。社会生活のなかでも、他者との絆を形成したり、いかさまを察知したり、道徳的な判断を下すプロセスなどが意識メカニズムの下で行なわれている。検査手法が緻密になるにつれて、新たに確認される無意識レベルの処理は数も種類も倍々ゲームで増えているのだ。

脳の職務内容

私たちの脳と、そこで行なわれるすべての処理は進化によってもたらされたが、その目的は正しい判断を下して生殖の成功率を高めることだ。このことはつねに念頭に置いておく必要がある。遺伝子を次世代に伝えることが脳の職務なのだ。分離脳の研究を重ねて明らかになったのは、脳は汎用コンピューターではなく、配線された無数の専用回路の集まりだということ。そうした回路が脳全体に分散していて、並列処理を行ないながらより良い決定を下している。(27) この回路網があるから、無意識レベルでさまざまな処理を同時進行させることができる。(28) 車の運転などはその良い例だ。道順を思いうかべ、車間距離と速度に注意を払いながら、ブレーキとアクセルのタイミングをはかり、ギアを切りかえる。状況に応じて必要な交通法規を思いだす。さらにラジオから流れるボブ・ディランに合わせて歌まで歌うのだ。何という離れわざ!

ただここで注目したいのは、モジュール内では階層処理が行なわれているのに、モジュールどうしは階層構造になっていないということだ(†)。どこかに統括本部があるわけではなく、野放しの自主管理システムなのである。これはドナルド・マッケイが思いえがいたネットワークではない。

意識作用は中央監視活動によって生みだされるとマッケイは考えていた。「意識的経験は、それに関与している脳の中枢のどれかひとつではなく、評価システムそのものが評価主体となったときに立ちあがる、ポジティブフィードバックの金網から生じる」

責任者は誰なのか

では、自分自身に統一がとれていて、制御できている感覚はどうなっているのか。頭のなかで無数の犬が吠えまくっている感じはどこにもない。ところが統合失調症になると、患者は自分以外の誰かに行動や思考が制御されていると訴える。心理学や神経科学にはまるで素人の友人たちに、無意識のさまざまなプロセスを話して聞かせると、感心するか信じないかのどちらかだ。それは自分の経験に照らしあわせて、少しも実感が得られないからだろう。自分は統一のとれた存在で、自らの行動を制御しているという直観に反しているのだ。私たち神経科学者でさえ、脳内にあるホムンクルス的な中央処理装置が指図をしているという考えを拭《ぬぐ》いさることができない。ドナルド・マッケイも、人間には意図や行動を監視するシステムがあり、それが環境への適応を行なっていると考えていた。ホムンクルスとずばり言うのがはばかられるときは、「遂行機能」「トップダウン処理」

† システムは例外。以下を参照。Bassett, D.S., E., Verchinski, B.A., Mattay, V.S., Weinberger, D.R., Meyer-Lindenber, A.（2008）. Hierarchical organization of human cortical networks in health and schizophrenia. *Journal of Neuroscience*, 28（37）, 9239-9248

と遠まわしな表現にする。仕切り役なしでどうやってシステムが機能するのか。なぜひとつに統一された感覚があるのか。最初の問いに対しては、脳が複雑系だから、というのが答えになるだろう。

複雑系

複雑系は多くの異なる系《システム》で成りたっている。それらが相互に作用して、個々の系の総和を上回り、しかも個々の性質に還元しきれない特性を出現させる。わかりやすい典型的な例が車の流れだ。自動車の部品や、そのひとつ上の組織である自動車そのものをいくら観察しても、車が流れるパターンは予測できない。すべての車とその運転手、社会と交通法規、天候、道路状況、いきなり飛びだしてくる動物、時間、場所、その他もろもろの要素が合わさって、車の流れが出現する。

複雑系が複雑なのはまだ研究が進んでいないからであって、すべての変動要因が明らかになり、理解できれば、完全に予測できる――かつてはそう考えられていた。決定論的な視点だ。ところが時代とともに、それに疑問を呈する実験データや理論が現われてきた。いまでは、複雑さは物理法則にのっとっていることが認められつつある。それについては第4章でくわしく見ていこう。複雑系の研究はそれ自体が複雑で学際的だ。物理学や数学はもちろん、経済学、分子生物学、さらには集団生物学、コンピューターサイエンス、社会学、心理学、工学と多岐にわたる。

複雑系はあらゆるところに顔を出す。気象や気候がそうだし、伝染病の蔓延、生態系、インターネット、そしてヒトの脳にも。心理学は人間の行動を解明しようとする学問だが、「起こりうる結果が複数存在し、そのなかから選択したり、試したり、適応する能力を付与する」[29]のが複雑系の典型的な現象だ。ヒトの脳が複雑系であるという発想は、自由意志、神経科学と法律、決定論をめぐる議論にも大きく影を落としている。そのうちいくつかは本書でも取りあげることにする。

統一感と制御感という目下の問題と複雑系がどう交わるのか。ノースウェスタン大学の物理学者ルイス・アマラルと、化学工学者ジュリオ・オッティーノはこう述べている。「すべての複雑系に共通する特徴は、外的な組織原理を用いることなく、組織化ができていることだ[30]」。言いかえれば仕切り役、ホムンクルスがいないということだ。

責任者がいるようでいないシステムが存在しうる。それを理解する好例がグーグルのアドワーズ広告だ。これを動かすのはアルゴリズム。関係者は三名で、全員が自分の利益しか考えていない。広告主は商品を売りたいから、売れる広告を求めている。利用者は時間を浪費せずに求める商品を見つけたい。グーグルは広告主と利用者の双方を満足させ、次回も使ってもらいたい。こうして利用者がグーグルで検索をするたびに広告が表示され、それがクリックされたときだけ広告主は料金を支払う仕組みができあがった。広告主はキーワード一覧と広告を提供し、利用者のクリックに対して支払う料金を設定するが、実際に支払うのはクリック数ランキングで下位の広告主の設定料金だ。こうすることで、広告主は最低限の出費でランキングを維持できる。利用者が検索窓に言葉を入力すると、グーグルはそれをキーワードに持つ広告をずらりと表示する。ツボを押さえた広告になっているかどうかは、三つの基準で判断する。いちばん重要なのはクリックスルー率だ。利用者はクリックによって、その広告に一票を投じていることになる。第二の基準は関連性。広告のキーワードと文脈《コンテクスト》が、検索内容とどれだけ結びついているかということだ。無関係な広告を表示させないことで、利用者に便宜を図る。そして第三の基準は、広告から飛べるリンク先である。リンク先のウェブサイトは関連性が高く、いろんなページに移動できて、透明性が確保されていなければならない。広告ランクは、ウェブサイトの品質に設定料金を掛け算して決定される。この仕組みが見事なのは、当事者の利己的な動機を巧みに利用して成果をあげられるところだ。グーグルのチーフエコノミストが言うように、最も生産的な相互作用なのである。(31) このシステムは中央で誰かが制御しているように思えるが、実際に動かしているのはアルゴリズムだ。

私たちはなぜ、自分が統一されていると感じるのか? 左脳にはインタープリター・モジュールと呼ばれるモジュールがあって、脳に入ってくるすべてのインプットを受けとり、「語り《ナラティブ》」を構築することがわかっている。次章ではそれについて見ていこう。

第3章 インタープリター・モジュール

私たちの脳は無数の意思決定センターで構成されていて、あるレベルで行なわれる神経活動を別のレベルは知る由もない。またインターネットと同じで、脳内にボスは存在しない。そこまでわかっていながら、まだ謎が残る。自分のすべての行動を決定する「自己」が存在する——この幻想はあまりに強力かつ圧倒的で、微塵も揺らがない。というより、その幻想は私たちに利するところ大なので、揺らぐ理由がない。けれども、どうしてそうなのかという理由を探る価値はあるだろう。私たちは脳の活動からわずかに遅れた世界に生きているにもかかわらず、自分が仕切っている感覚を持っている。その理由がわかれば、私たちが思考や知覚で誤りを犯してしまう理由もわかるはずだ。この章では、個人の責任をどう位置づけるのか、この還元主義的な人間世界で自己責任が花盛りなのはなぜかということも考えてみたい。

意識という徐行車線

カリフォルニア南部の砂漠地帯に両親が少しばかり土地を所有していたので、子どものころは、よくそこで過ごした——紫色の山々に囲まれ、灌木やイネ科の草、クレオソートブッシュという低木が生える砂漠には、コヨーテやガラガラヘビがいた。私がいまこうして生きていられるのも、進化が磨きあげた無意識のプロセスのおかげだろう。具体的には、前章で紹介したヘビを恐れるテンプレートだ。このテンプレートによって、私は多くのガラガラヘビを避けることができた。それだけではない。草むらが風にそよいでカサカサと音を立てただけでも、私は急いで飛びのいた。それがガラガラヘビではなく、ただの葉ずれの音だと認識する前に身体が動くのだ。もし意識的なプロセスだけに頼っていたら、後ずさりの回数は減り、ガラガラヘビに一度ならず咬まれていただろう。意識的なプロセスは時間がかかる。意識的な決断も同様だ。

砂漠を歩いているとき、視覚および聴覚系から入ってくる感覚情報は、中継基地の一種である視床に送られる。そこから皮質内にある処理領域を経由し、前頭皮質で他の高次プロセスと統合され、情報が意識の流れに乗ると思われる。こうしてやっと、「ヘビがいる！」という情報が自覚されるのだ。それからガラガラヘビは毒を持っていて、咬まれるとどうなるかという情報が記憶から引きだされ、「咬まれるのはいやだ」という判断が下され、ヘビの跳躍力も織りこみつつ距離を計算する。歩く方向と速度を変えるべきか？　そうだ、うしろに下がったほうがいい。この命令が筋肉に送られて、身体が後ずさりする。これだけの処理に一、二秒はかかるので、きっと終わる前に咬まれてしまうだろう。しかし幸いなことにそうはならない。脳が視床にある扁桃体を通じて、無意識という近道をとってくれるからだ。扁桃体は、過去に経験した危険と似たパターンだと認識するやいなや、脳幹に直接信号を送りこみ、警報を鳴らして闘争／逃走反応を起こさせる。だから私は訳もわからず、飛びあがって後ずさりするのだ。これは自分で意識的に決断したわけではなく、意識の同意なしに行なわれたことである。後ずさった勢いで兄弟の足を踏み、しかもヘビではなく葉ずれの音だったことがわかったところで、ようやく意識のお出ましとなる。闘争／逃走反応に代表される高速処理はよく知られているが、もちろんヒト以外の哺乳類にも存在し、進化が改良を加えてきた。

どうして後ずさりしたのかと質問されたら、ヘビが見えたと思ったからと答えるだろう。たしかにそのとおりなのだが、実際はヘビを意識するより前に身体は動いていた。ヘビを見たことは見たが、自分はそれを知らなかったのである。「見えたと思った」というのは、意識システムにある後づけの情報、つまり自分が後ずさった事実と、ヘビを見た事実から組みたてられた説明だ。けれども実際には、ヘビを意識するより（数百分の一秒だけ）早く後ずさっていた。その動きを意識的に決断して実行したのではない。だから質問への答えは過去の出来事の創作、つまり作話である。もちろん本人は真実だと信じているが。後ずさりは、扁桃体の恐怖反応を受けた無意識の行動である。それなのに理由を作話してしまうのは、私たちの脳に因果関係を推論したいという衝動があるからだ。ばらばらの事実に辻褄を合わせて、起きたことを説明したい衝動である。意識的な脳が扱う事実は、ヘビを見たことと、後ずさったことだけ。ヘビの存在を認識する前に後ずさったことは認知されていない。

この章では、私たち自身に関するちょっと不思議なことを取りあげる。自分の行動に対する説明は、すべてが後づけの観察に基づいた後づけの説明だ。無意識で行なわれた処理は織りこまれていない。それだけならまだしも、左脳は、整合性のあるストーリーにはめこむためなら捏造もやりかねない。事実からあまりにかけ離れたときだけ、右脳が出てきて手綱を引く。意識上にのぼってきたことが説明の叩き台になるわけだが、現実には行動も感情も私たちが自覚する前に起こっている。その大半は無意識プロセスの結果なので、説明で言及されることはない。だから他人が自分の行動を説明するのは興味ぶかいし、ことにそれが政治家だと抱腹絶倒だったりするが、往々にして時間の無駄ではある。

無意識という氷山

意識には時間がかかるが、いつも時間の余裕があるわけではない。私たちの祖先は、生命を脅かされたり、厳しい競争を勝ちぬかねばならない状況に迅速に対応しなければならなかった。ぐずぐずしていた者は子孫を残せず、私たちの祖先になることなく消えていったのだ。自動反応と意識が介入した反応は、所要時間がまるでちがう。画面上で光が点滅したら、即座に反応してボタンを押す実験をする。何回かやるうちに、反応時間は〇・二一秒ぐらいになるだろう。ところが、反応を少しだけ遅くして〇・二四〜〇・二五秒にしてくださいと言われると、実際には倍以上の〇・五五秒になる。指示によって速度を監視しようとする意識が働くと、そこで時間を取られてしまうのだ。これはピアノなどの楽器練習や、何かを暗記するときに誰しも経験しているはずだ。マスターしたところは指が勝手に動いてくれる。まちがったらそこで初めて意識的に修正するが、そこから次の音に行こうとしてもわからなかったりする。つっかえたところを無事乗りきれるよう祈りつつ、曲の最初から始めるほうがうまくいくだろう。だから優れた教師は、本番でまちがえてもそのまま弾きつづけなさいと生徒に指導する。自動的な動きをじゃましないためだ。同じことがスポーツにも言える。フリースローをするとき、考えてはいけない。練習で何百回とやってきたように、ポンと投げればいいだけ。意識が介入して、よけいな時間がかかると「へま」が起こる。

無意識のプロセスを後押ししているのは自然淘汰だ。迅速であり、自動的であることは成功への招待状なのである。意識的なプロセスは不経済だ。時間がかかるし、記憶《メモリー》もたくさん食う。しかし無意識のプロセスはすばやいし、規則からはずれない。無意識プロセスのわかりやすい例が錯視だ。視覚系は一定の手がかりを見ると、自動的に知覚をそちらに合わせようとする。たとえばロジャー・シェパードが考案した「テーブルの錯視」は、形も大きさもまったく同じテーブルなのに、見る人はぜったいに信じない。心理学の入門書にこの絵があると、学生たちは切りぬいて大きさを確認する。これは脳がテーブルの角度をもとに計算し、修正を加えた結果を知覚しているからで、そう見えることは止められない。絵を切りぬいて重ねあわせたあとでも、

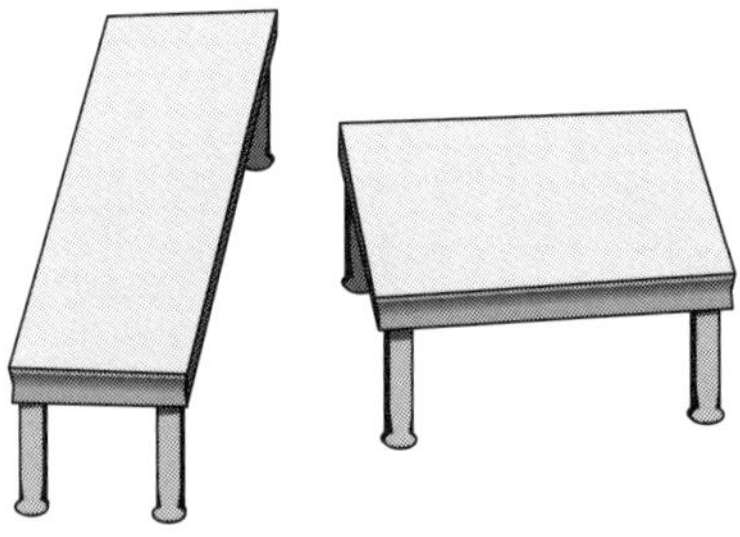
テーブルの錯視
二つのテーブルはちがう形に見えるが、実は大きさも形もまったく同じ。定規で測ってみよう。

視覚イメージを修正して、二つのテーブルを同じ大きさとして見ることはできない。視覚系のなかで錯視を生みだす部分は、意識的な知識による修正を受けつけないからだ。だから誤りであるとわかっても消えないのである(†)。

ただし錯視が影響を及ぼすのはあくまで視覚だけだ。有名な「ミュラー＝リヤー錯視」は、二本の直線の両端にそれぞれ外向きと内向きの矢がついていて、矢が外向きの直線のほうが長く見えるというもの。指先を直線に当ててみれば、どちらも同じ長さであることがわかる。このとき、指は見た目に合わせて幅を調整したりしない。指はだまされていないのである。指の動きのような明白な行動のプロセスは、知覚の水面下でのプロセスと切りはなされていると思われる。視覚刺激に対する視覚運動プロセスは、同時に起こっている知覚プロセスと独立しているのである[1]。だがここでも意識が介入すると話が変わってくる。矢印をしばらく眺めてから長さを測ろうとすると、観察者の指は見た目に合わせて指の幅を変えてしまうのだ。

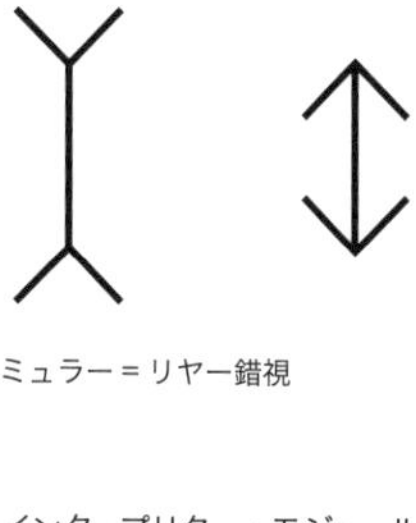

ミュラー＝リヤー錯視

意識上で自覚されていない刺激は、行動に影響を及ぼす。フランスのスタニスラス・ドゥアンヌらが行なった研究を紹介しよう[2]。数字もしくは数を表わす単語を先行刺激として一瞬だけ(〇・〇四三秒)表示したあと、マスク刺激(意味のない文字二個)で上書きした。すると被験者は先行刺激の有無を正確に答え

† http://michaelbach.de/ot/index.html で他の錯視も体験できる。

られないか、先行刺激とマスク刺激の区別がつかなかった。つまり先行刺激は自覚的意識にのぼらなかったということだ。続いて、数字を瞬間表示してそれが5より大きい数なら片手でボタンを押し、小さい数なら反対の手でボタンを押すよう指示した。先行刺激とターゲット刺激の数がどちらも5未満だった場合は、そうでない場合より反応時間が短かった。このときの被験者の脳を観察すると、自覚的意識に到達せず、被験者が認知していない先行刺激が、運動皮質を活発にしていることがわかった。(3) 意識的に知覚されていない刺激で活動を誘発できることを考えると、脳の活動の大部分は意識的な自覚や制御からはずれたところで行なわれていることがはっきりする（私ではなく脳がやらせたんだ！）。脳に組みこまれている多くのシステムは、担当領域に刺激が入ってくれば自動的に仕事をする。それが意識的に自覚されないこともしばしばだ。

こうした自動性は、練習を繰りかえすことで獲得できる。楽器演奏のほかに、タイピングもそうだ。充分に訓練を積めば、何も考えなくても指が勝手に動いてくれる（そうやって書いたとしか思えない本もある！）。けれども「Vのキーはどこ？」と質問されたら、立ちどまって意識的に考えなくてはならない。ここで時間がかかる。自動化のおかげで、私たちは効率を上げることができるし、その道のプロになれる。放射線技師は、マンモグラフィーの写真をたくさん見れば見るほど、正確に速く判断ができる。脳内のパターン認識システムが鍛えられて、異常な組織のパターンを自動的に認識できるようになるからだ。自動パターン認識能力に磨きをかけた者が、その世界のプロフェッショナルになるのである。

その統一感はどこから？

脳で行なわれる処理の大部分は、無意識かつ自動で行なわれていることが了解できた（これも意識だ！）ところで、前章の最後に投げかけた疑問に戻ろう。脳内には無数の複雑なシステムが分散し、多種多様のやりかたで働いているのに、私たちはなぜ統一感を感じるのだろう？　その答えは左半球、それも私たちが研究の途上でたまたま発見したモジュールにあると私は考える。分離脳の患者たちは、またしても驚くべき事実を教えてくれた。

研究を開始して何年かたったころ、東海岸の分離脳患者グループを対象に実験を行なっていた私たちは、ふと疑問を抱いた。右半球に情報をインプットして左手に作業をさせるとき、患者自身はどう感じているのだろう？　とつぜん自分の左手が何かを始めた？　この本を読んでいるときに、自分の手が急に指を鳴らしはじめたとしたら、自分の行動をどう説明する？　私たちは、左手の動きに対する感想を患者から引きだせるような実験を設計した。その結果、左半球の驚くべき能力が明らかになった。

実験はこうだ。分離脳患者の右視野と左視野に、異なる二枚の絵を見せる。右視野、すなわち左半球が見るのはニワトリの足の絵。左視野、すなわち右半球が見るのは雪景色だ。続いて患者の左右の視野に一連の絵を見せて、前に見た絵と関連するものを選んでもらう。すると左手は（雪景色に対応する）ショベルの絵を、右手はニワトリを指さした。続いてそれらの絵を選んだ理由を話してもらう。左半球にある発話中枢はこう答えた。「簡単なことですよ。ニワトリの足だからニワトリにしたんです」。左半球はニワトリの足を見ていた。自分が知っていることなら説明はたやすい。さらに、自分の左手がショベルの絵を指さしていることについては、「ニワトリ小屋の掃除にはショベルを使いますからね」と即答した。つまり左脳は、なぜ左手がショベルの絵を選んだかわからないまま、無理やり理由をこしらえたのだ。左脳が見たのはニワトリの足だけ。雪景色のことは知らない。それでも説明しなくてはならないので、左手の選択を、自分がわかっている文脈《コンテクスト》に当てはめて解釈したのである。ニワトリはそこらじゅうに糞をするから、きれいにしなくちゃならない。それなら理屈が通る！　興味ぶかいのは、左半球が「わかりません」とは答えないことだ。ほんとうはそれが正しい答えなのに。持てる知識を総動員して、状況と矛盾しない後づけの答えをこしらえたのである。私たちは、左半球で行なわれるこのプロセスを「インタープリター（解釈装置）」と名づけた。(4)

分離脳患者は、インタープリターの実例を数多く提供してくれる。たとえば右脳に「鐘」、左脳に「音楽」という単語を瞬間的に見せる。患者は「音楽」という単語が見えたと話すが、いま見たものを表わす絵を選ぶときには、音楽に関係の深い絵がほかにあっても、鐘の絵を指さす。この絵を選んだ理由を問われて、患者はこう答えた。「私が最後に聴いた音楽は、すぐ外で鳴っていた鐘だったんです」。なるほど近くに鐘楼があった。発話を担当する左脳は、自分が鐘の絵を指さした理由をこしらえなくてはならなかった。また別の実験では、患者の左半球に「赤」、右半球に「バナナ」

という単語をそれぞれ見せてから、左手を使ってカラーペンで絵を描いてもらった。すると患者は赤いペンを選び（左半球からすると当然だろう）、左手（右半球が制御している）でバナナを描いた。私は、なぜバナナを描いたのかと質問する。だが患者の左半球は、なぜ自分の左手がバナナを描いたのか見当もつかないはずだ。それでも「こっちの手でいちばん描きやすいからです」と説明し、「わかりません」とは言わなかった。

情動の反応や変化についても、後づけの作話が起こっているのではないか。そう考えた私たちは、一〇代の男性患者に気分変化を生じさせて、同様の実験を行なってみた。まず質問者が「きみが大好きなのは……」と声に出し（つまり左右の半球に同じように聞かせて）、それから右半球にだけ「ガールフレンド」という単語を提示した。すると患者は顔を赤らめつつ笑顔になり、恥ずかしそうな表情で首を振った（気分変化）。しかし本人は、ガールフレンドという言葉は聞こえなかったと言い、あとは黙りこくった。この年代の若者は、ガールフレンドについてたずねられても話したがらない。それは典型的な情動反応だが、なぜ自分がそうなったのかわからないまま、彼の左手は彼女の名前を書いた。

ラスヴェガスではネズミと勝負するな！

左半球と右半球は、世界を分析するやりかたがどう異なるのか。それを明らかにする実験を私たちは考えた。そこで用いたのは実験心理学で一般的な手法で、蓋然性予想実験と呼ばれるものだ〔蓋然性とは、ある事象が実現されるか否かの確からしさ〕。被験者は、線の上下どちらで光が現われるかを予想して、当たればごほうびがもらえるのだが、装置は線の上で光る割合が八〇パーセント、下が二〇パーセントになるようあらかじめ設定されている。この実験はヒトよりラットのほうが得意である。ヒト以外の動物は、過去に最も多く起こったほうをつねに選ぶ。それが「マキシマイザー」だ。だからラットは一〇回のうち八回はごほうびがもらえる。ハトも同じ。ラスヴェガスのカジノも、四歳未満の幼児も同様だが、四歳を過ぎると変わってくる。(5) 頻度整合と呼ばれる新しい戦略を導入して、確率を予想にからめるようになるのだ。そのため予想の内容も八割が上、二割が下となる。ところが上と下の光る順番は完全に任意なので、はずれが増える。任意であることを知らされても、戦略は変えない。これだと正答率は約六七パーセントに下がる。私たちが分離脳患者を対象にこの実験を行なったところ、右半球はラット、ハト、四歳児と同じくひたすら上を予想した。頻度整合に走ったのは左半球のほうだ。(6) 左半球はシステムを解明する、すなわち光が出現する頻度の原因を明らかにして、それを説明する理論を組みたてようとしたのだ。これによって、パターン探しの頭脳プロセスは左半球で行なわれていることがわかった。混沌のなかに秩序を見いだし、すべてをストーリーに織りこみ、文脈に当てはめようとする人間ならではの傾向は、左半球に端を発している。パターン不在の証拠を突きつけられてもなお、構造性の仮説を立てずにはいられないのが左半球だ。この衝動はとても強力で、かえって不利に働く状況でもつい顔を出す――だから人はスロットマシンで勝てないのである。

足かせになるとわかっていても、パターン探しに縛られてしまうのは不思議な話だ。予測精度を落とすような性質を、なぜ人間は持っているのか？　おそらく、ほとんどの場面ではそれが有効だからだろう。外界に存在するパターンには、認識可能で決定論的な原因が存在していることが多い。だからそれを見つけだすシステムも有用なのだ。ラスヴェガスのカジノ以外では。

インタープリターとの仕事

左脳で行なわれるインタープリターのプロセスの背景には、起こったことの説明や原因を知りたいという衝動がある。このプロセスはどんな状況でも機能しているので、過去の実験結果をその視点から解釈しなおすことも可能だ。たとえば一九八〇年に行なわれた有名な社会心理学の研究も、その後発見されたインタープリター・メカニズムとのからみで理解することができる。(7)被験者に特殊メークで顔に大きな傷跡をつけ、鏡で自分の顔を見せる。そして、この傷跡が相手の行動に与える影響を調べると言って、第三者と会話をさせる。被験者は、傷跡への反応と思われる相手の態度を記録するよう指示される。実験の終盤、メークが乾いてひび割れるのを防ぐためと称して、実験者が被験者の顔に霧吹きで水をかける。そのとき実はメークを落としてしまうのだが、被験者本人は気づいていない。会話を終えた被験者は、相手が緊張しており、同情するような態度が不愉快だったと報告する。続いて第三者の様子を撮影したビデオを見ながら、傷跡への反応と思われる表情やしぐさを指摘してもらう。ビデオが始まるやいなや、被験者は第三者が視線をそらし、最後までそのままだったのは傷跡のせいだと主張する。つまり被験者のインタープリター・モジュールが、手に入る範囲の情報をもとにいちばんわかりやすい説明に飛びついたのである。部屋には他に誰もいないし、注意を惹くようなものは何もないのに、相手が頻繁に視線をはずす。それは醜い傷跡のせいにちがいない。インタープリター・モジュールは、因果関係を成立させたくてしかたがない。そのときの認知状況や周囲から得られる手がかりをもとに、たえず世界を説明している。会話中に視線がそれるのはよくあることだが、ふだんはそのことに気づきもしない。このときにかぎって意識にのぼったのは、被験者が相手の様子を監視し、反応に気づきやすくなっていたからだ。被験者の語るストーリー、言いかえればその時点で被験者が絶対的な現実だと信じていることは、

（1）顔に傷跡がある。
（2）第三者がふだん以上に視線をそらす。

というあやふやな情報を土台にしているのだ。インタープリターの説明は、根拠となる情報しだいだということを肝に銘じておいたほうがいい。

私たちは一日中インタープリター・モジュールを使って、置かれた状況を把握し、外から入って

くる情報や自身の生理学的反応を解釈して、そのすべてに説明をつけている。右半球はものごとを額面どおりに受けとり、正確に記憶するのに対し、左半球はよく似たものを同じだと思いこみやすい。左半球は物だけでなく、できごとでもでっちあげをやってのける。私たちはこんな実験もやってみた。脳梁離断術を受けていない健康な被験者に、ひとりの男性が朝目覚め、服を着て朝食をすませ、出勤するまでの様子を写した約四〇枚の写真を見せる。しばらくしてから記憶テストを行なうが、最初に見た写真のほかに、ストーリーに即している別の写真や、ゴルフをしたり、動物園にいたりとストーリーに無関係な写真も混ざっている。すると被験者は、最初に見た写真と、それに関連する写真をひとつにまとめ、無関係な写真をはじきだす。分離脳患者でも、左半球はそうした反応を示すだろう。だが右半球はちがう。前章で見たのと同じように事実を最優先させて最初の写真だけを選ぶだろう。左脳はストーリーの骨子を組みたて、それに適合するものは受けいれるが、そうでないものは放りだす。三歳児にお話を聞かせるとき、あれこれ脚色すると嫌がられるのはそのせいだ。三歳児は最も起こりそうな展開しか理解できない。ストーリーを組みたてる左半球のインタープリター・モジュールが未熟なのだ。

インタープリター・モジュールはとても忙しいシステムだ。情動の領域にも手を出して、気分の変化を説明しようとする。私たちが行なった実験では、男性が燃えさかる炎に飲みこまれる防災ビデオの一場面を女性患者の右半球に見せた。何が見えたかと質問すると、彼女は「白い閃光が光っただけで、何だったかわかりません」と答えた。ところが気分の変化をたずねると、患者はこう言った。「理由はわからないんですが、恐ろしかったです。落ちつかない気持ちです。この部屋が悪いのか、先生のせいなのか」。彼女は研究助手のひとりに、あとでこう話している。「ガザニガ先生のことは好きですけど、いまはなぜだか怖く感じます」。彼女は、ビデオによって自動的に引きおこされた情動反応を感じていたのだが、理由はわからない。それでも説明を考えなくてはならない左脳のインタープリターは、状況から手がかりを得ようとする。だが部屋にいるのは、質問を投げかける私だけで、あとはとくに問題はなさそうだ。そこでインタープリターは、私が彼女を怖がらせるという説明に到達した。おもしろいのは、事実は重要だけれども、かならずしも必要ではないということだ。この説明で辻褄が合うのだから、怖がらせているのはガザニガ先生で決まり！　さまざまなプロセスから吐きだされる混沌とした情報から、秩序を創造する――それが左脳インタープリターの仕事である。私たちは別の女性患者でも実験してみた。右半球に女の子のグラビア写真を瞬間的に見せたら、患者はにやにや笑った。笑った理由をたずねると、私たち実験者がおかしな機械を使っているからだと彼女は答えた。私たちの脳はこんなことを一日中やっている。脳の他の領域や周囲の環境から情報を取りこみ、ひとつのストーリーを編みあげる。身体も情報源のひとつで、そのことを示す古典的な実験を次に紹介しよう。

副腎《ふくじん》が分泌するアドレナリンというホルモンは、交感神経系を活発にし、心拍数上昇や血管収縮、気管拡張を引きおこして、脳や筋肉への酸素とブドウ糖の供給を増やす。その結果手が小刻みに震えたり、顔が赤らんだり、汗をかいたり、不安感が高まったりする。アドレナリンは、いわゆる「闘争／逃走反応」や、短期的なストレス反応にともなって分泌される。その引き金は、危険（ボートから白く泡だつ海に落ちそうになる）や興奮（大好きな歌手が舞台に現われる）のほか、大音量の雑音や熱、さらには上司といった環境ストレス要因の刺激とさまざまだ。一九六二年、コロンビア大学のスタンレー・シャクターとジェリー・シンガーが、生理的興奮と認知的要因の組みあわせで情動が決定することを証明するべく、ある実験を行なった（被験者をだますので今日では倫理的に許可されないと思われる手法だ）[8]。被験者を二つのグループに分け、視覚系への影響を調べるためのビタミン注射と称してアドレナリンを注射する。ひとつのグループには、副作用として発汗、震え、のぼせが起こると事前に伝えておくが、もういっぽうのグループには何も知らせない。そして被験者たちの前に、実験者側が用意したひとりの人物が登場し、上機嫌な、あるいは激しく怒った態度をとる。「副作用」について知らされた被験者グループは、胸がどきどきするといった症状を注射のせいにしたが、知らされていないグループは環境のせいにした。人物の上機嫌な態度に接した被験者は気分が高揚し、怒った様子には自分も腹を立てた。つまり被験者は自分に起きた変化に対して三通りの理由を考えたわけだが、正解はひとつだけ。アドレナリンを注射されたからである。この実験からも、人間が理由を見つけたがる傾向がよくわかる。興奮状態になったとき、人はその理由を探ろうとする。明白な理由があればそれを受けいれるだろう。アドレナリンを注射され、副作用について伝えられた被験者がそうだ。そして納得できる理由がないときは、自分でこしらえる。

このように左脳のインタープリター・プロセスは、入力された情報をかき集めて、辻褄の合うストーリーに仕立てあげる。だが前にも述べたように、受けとった情報以上のストーリーはぜったいに生まれない。しかもすでに見てきた多くの例が物語っているように、その情報自体もあやふやなのだ。

インプット以上の説明はできない

インタープリターの仕組みが理解できたところで、こんな疑問が生じるはずだ。このメカニズムがまちがった方向に働くことはどれぐらいあるのだろうか。相手とのやりとりを誤解してしまった例は、誰でもすぐに思いうかぶ。けれども自らの情動反応を誤解しているとか、そもそも情動反応がおかしいと見きわめるのは難しい。さまざまな情動状態や心理的動揺は、大脳の代謝異常という内発性のつまずきがきっかけで始まる。パニック発作もそのひとつだ。こうした生物学的な変化がアドレナリンの分泌をうながして、異なる感覚を生みだす。インタープリターが解釈するのはそれだ。「おや、心臓がどきどきして、汗が出てきた。これは大脳代謝の異常のせいだな。医者に診てもらおう」と考える人はまずいない。インタープリター・システムは、過去から現在まで続く本人ならではの心理史から手がかりを見つけだして、理由をつくりあげる。「心臓がどきどきして、汗が出てきた。自分は怖いのだ。何に怖がっているかというと……［周囲を見回して犬の存在に気がつく］犬だ！　犬が怖いんだ！」　そして薬などで大脳代謝の異常が解消しても、気分変化の理由づけはそのまま残る。記憶に保存されてしまうのだ。これが恐怖症の第一歩である。

インタープリターは、本人の感じかたを解釈したり、行動に理由を与えるだけでなく、脳の内部で起こっていることまで説明しようとする。その事実が判明したのは偶然の結果だった。私たちはVPという女性で実験を行なっていたのだが、彼女には他の分離脳患者にはない推論能力があった。たとえば片方の半球に「head」、もういっぽうに「stone」という単語を提示すると、ほとんどの分離脳患者は頭と石の絵を描く。ところがVPは健常者と同じように「headstone（墓石）」の絵を描くのだ。これはいったいどういうことだろう？　分離脳など神経学的な脳損傷患者は、失われた処理能力をちょっとした動作でたえず補っている。そのため彼らを対象にした実験では、情報統合が身体の内側と外側のどちらで起きたか、つねに見張っておく必要がある。たとえば分離脳患者がよく頭を動かすのは、左右の視野の視覚刺激が右半球と左半球の両方に入るようにするためだ。思ったことを声に出すのも同じ理由で、左半球の情報を音声にして右半球に届けようとしている。くわしい実験の結果、VPは対象物の形、大きさ、色に関しては、左右の半球で揃えられないことがわかった。つまり視覚情報が左右を行き来する単純な話ではないということだ。ところが「red square」という単語を片方の半球に見せると、もういっぽうの半球が正しく赤い四角形を選ぶのである。彼女の脳をMRIで調べたところ、脳梁前部の線維が一部つながったままであることがわかった。切れていない線維を通って、右半球が見た単語が左半球に届くのである。だから彼女の左半球にあるインタープリター・モジュールは、「head」と「stone」を両方受けとって、ひとつのストーリーにすることができた。これに対してＪＷという男性患者は、左右の半球が完全に離断していた。そのため情報伝達は脳内では起こりえず、かならず身体の外で行なわれていた。ただそのやりかたは迅速かつ巧妙で、あたかも脳内でやりとりしているようだった。彼の左半球に「car」、右半球に「1928」という単語を瞬間的に提示したあと、見えたものを絵にしてもらう。絵がうまく、車好きの彼が左手で描いたのは一九二八年製のクラシックカーだった！　だが左手に情報を送る右半球は、「1928」しか見ていないはずだ。車の絵を描く腕の動きに、何らかの形で左右の半球が関与したことになるが、それは脳内ではなく外部で行なわれていた。絵を描きだした左手の動きを左半球が見て、描く内容に関与したのである。

並列分散型のシステムから生まれる行動、思考、情動に、たえず理由づけをしようとするインタープリター。それは右半球にも存在するのだろうか？　脳研究ではよくあることだが、ここで驚くべき研究結果が浮上してくる。前にも述べたように、右半球は最大の成果を求めるマキシマイザーだ。ところが視覚による相貌認識のような専門化された刺激を与えられると、右半球は頻度整合を行なうことが判明した。右半球か左半球のどちらかいっぽうに、これから現われる顔にひげが生えているかどうかを予想させる（ひげが生えた顔は全体の三割）。この実験では、専門家ではない左半球が行きあたりばったりの予想をした。(9)どちらかの半球が専門とする作業では、もういっぽうの半球は手出しをしないらしい。(10)どちらが優先されるかは、反応速度で決まる。

右半球の専門には、視覚処理も入っている。私たちの研究室で分離脳患者の研究をしていたポール・コーバリスは、ならば右半球には視覚インタープリター・モジュールも存在するのではないかと考えた。空間視覚は本来は二次元画像だが、それを土台にして三次元世界を脳内に表現しなくてはならない。視覚インタープリター・モジュールは、そこで生じる曖昧さを解決しているのではないか。ヘルマン・フォン・ヘルムホルツは、本人の死後に出版された『生理的光学について（*Treatise on Physiological Optics*）』（一九〇九年）のなかで、私たちが見ている立体的な世界像は、網膜の平面画像情報から無意識に推測を行なうことで獲得していると主張した。知覚は基本的に認知プロセスであり、網膜からの情報だけでなく、知覚する当人の経験や目的も含まれているという大胆な発想である。コーバリスは、網膜の情報から正確な世界像をつくりあげるには高度な知性が必要であり、右脳の「インタープリター」がそれをやってのけていると考える。[11]

私たちはなぜ錯視を起こすのか。だが左右の半球が、どちらも同じように錯視を起こすわけではない。視覚処理には、左右がそれぞれ独自の役割を果たしている。こうした点を掘りさげることで、視覚系の謎が少しずつ解明されてきた。コーバリスらの研究によると、早い段階での低レベル視覚処理では（線や輝きや色が変わっていないにもかかわらず、輪郭が見えてしまう錯視など）[12]、左右の半球は同程度にこなしているものの、高度処理になると多くの作業で左半球より右半球のほうが優れているという。右半球が得意なのは、二つの画像が同一なのか鏡像反転なのかを区別する、線の向きのかすかな差異を見つける、[13]頭のなかで対象物を回転させるといった、[14]空間内での識別だ。左半球はこうした作業はお手あげである。さらに右半球は、画面上に対象が表示される時間が等しいか、そうではないかといった時間の識別にも高い能力を発揮する[15]。知覚のグループ分けも右半球はお手のものだ。たとえば一部しか描かれていない絵を見ても、右半球ならそれが何なのかすぐわかる。これが左半球だと、絵が完成に近づかないと推測できない。もうひとつ、線運動錯視の例も紹介しよう。これは低レベルと高レベル、両方の視覚処理に働きかけることができる。画面に直線を表示するとき、その直前に片端近くで点を光らせると、まるでそこから線が伸びていくように見える[16]。これは低レベルの視覚処理が関わっているので、左右の半球どちらも体験できる。次に点を二個に増やし、そのうちひとつだけの色ないし幅を直線と同じにすると、同じほうの点から直線が伸びるように見える[17]。こちらは高レベルの視覚処理なので、右半球にしか見えない[18]。

複雑なパターンを理解し、それに自動的に反応する――そんな右半球の能力を最大限に発揮しているのは、チェスのグランドマスターではないか。私たちはそう考えた。チェスプレーヤーは認知科学の研究でよく取りあげられるが、その端緒となったのが、一九四〇年代に活躍した心理学者で、自らもチェスをたしなんだアドリアーン・デ・フロートだった。そして私たちの研究には、グランドマスターの称号を持ち、全米チャンピオンに二度輝いたパトリック・ウルフが協力してくれることになった。彼は二〇歳のとき、世界チャンピオンのガルリ・カスパロフをわずか二五手で負かしたことがある。チェスの局面図を五秒間だけ見て再現する実験では、ウルフは二七個の駒のうち二五個を正しい位置に置いた。私たちもチェスの腕前は相当なものだったが、正確に再現できたのはたった五個だった。しかしこれだけでは疑問が残る。ウルフは視覚記憶がずばぬけているだけではないのか？　もしそうだとしたら、試合の局面と無関係な駒の配置でも、ウルフは正確に再現できるはずだ。ということで、駒の配置をでたらめにして再度実験を行なった。するとウルフが正しく置けたのはわずか数駒だけで、チェスをしない人の結果と変わらなかった。最初の実験で見せた正確さは、右脳が長年の試合経験で学習してきたパターンと自動的に突きあわせた結果なのである。

ウルフの右脳が持つパターン認知のメカニズムがすべてコード化されて、自動的に作動している。神経科学者である私たちはともかく、ウルフ自身にそうした専門知識はない。ウルフに自身の能力についてたずねると、左脳のインタープリターは四苦八苦しながらこんな説明をしぼりだした。「その……どうなっているかをすばやく理解して……カチャッとはめるんだ。このポーン〔歩兵〕なんかは……とにかくふつうにカチャッとやる。何かを組みたてていると思われるかもしれないが、それだけじゃなくて……」

インタープリターは入手した情報以上の結果は出せない。インタープリターが受けとるのは、無数のモジュールが行なった計算結果だ。無数のモジュールが存在するという情報でもなければ、モジュールが動く仕組みでも、右脳にパターン認識システムがあるという事実でもない。インタープリターは、受けとった情報からできごとを説明するモジュールだ。だからパトリック・ウルフの場合、インタープリターが受けとったのは、彼がチェスに造詣が深く、局面図をひと目見ただけで再現できるという情報だけだった。ウルフはそれをもとに自分の能力を説明しようとしたのである。

インタープリターを乗っとる

インタープリターは、受けとるデータ以上のことはできない。このことを知っておくと、脳が引きおこす一見不可解な行動の多くが説明できる。それどころか、あえて不正確なデータを入力することでインタープリターを乗っとり、本来と異なるストーリーを語らせることも可能なのだ。きっとインタープリターのプロセスにとっては現実が仮想であり、いまここにある感覚的なきっかけが頼りなのだろう。

正常に機能している脳の持ち主、すなわちあなたが仮想現実の研究室を訪れたとしよう。研究室は床がコンクリートの大きな部屋だ。そこで仮想現実を体験できるメガネを装着すると、部屋の隅に置かれたコンピューターがいろいろな仕掛けを繰りだしてくる。歩きだしたと思ったら、目の前に突然大きくて深い穴が出現した。うわっ！　アドレナリンが噴出し、心拍数が上がって、あなたは後ずさりする。笑い声が聞こえる。次の瞬間、穴に細い板が渡されて、そこを通るように指示される。私だったら「冗談じゃない！」と拒絶するが、あなたがスリルを味わいたいタイプなら挑戦するだろう。両腕を広げてバランスをとりながら板を渡るあいだ、心臓は脈打ち、筋肉は緊張する。それを見ている人たちは腹を抱えて笑うだろう。だってそこはただのコンクリートの床だから。もちろんあなたの意識的な脳はわかっているのだが、あいにく「いま、この瞬間の」知覚がインタープリターを乗っとっているので、視覚的な手がかりに世界観が支配されている。

インタープリターは、視覚系、体性感覚系、情動、認知表現を監視する脳の領域からデータを受けとる。そしてすでに見てきたように、受けとった情報以上のことはできない。そしてこれらのシステムのどれかひとつにでも損傷が起きたり、機能不全が生じると、自分自身や他者、物体、周囲の環境を不完全な形でしか理解できなかったり、誤った思いこみに支配されて、奇妙な行動が出現する。けれども、インタープリターへの情報伝達が途絶したり、誤った情報が入ってきた結果だとわかると、その行動は奇妙でもなんでもないのだ。視覚系の一部を監視する脳の領域が損傷すると、何が起こるかということは前章で述べた。それが体性感覚系になると、病態失認という症候群が引きおこされる。麻痺した左手は自分の手ではないと言いはるのだ。ヴィラヤヌル・ラマチャンドランはそんな患者との会話を紹介している。

患者　［自分の左手を示して］先生、この手は誰の手ですか？
医師　誰のだと思いますか？
患者　どう見ても先生の手ではないですね！
医師　では誰のでしょうね？
患者　私のでもありませんよ。
医師　では誰の手だと思いますか？
患者　息子の手ですよ、先生。(19)

頭頂皮質は空間内の腕の位置情報をたえず探すと同時に、周囲のさまざまな物との関係で腕の存在を監視している。神経系の周縁部にある感覚神経が損傷すると、脳への情報の流れが阻害される。そのため、腕がどこにあって、手が何を握っているか、腕は痛いのか、熱さや冷たさを感じているのかといった情報が入ってこなくなり、監視システムは大騒ぎを始める。「インプットがない！左手はどこにある？」しかし頭頂皮質それ自体が損傷していると、監視作業が停止するので大騒ぎもない。右頭頂皮質を損傷した患者は、身体の脳内表現のうち左半分が跡形もなく失われる。機能しているかどうかも含めて、左半身に関する情報をインタープリターに報告する領域がなくなるのだ。その結果、患者にとって左半身は存在していない状態になる。他人が左手を顔の前まで持ちあげてみせても、体性感覚情報は患者のインタープリターに届かないので、「それは私の手じゃない」と言うだろう。左手を担当する頭頂皮質から報告が上がってこないのだから、本人の手であるはずがないのだ。その意味で、患者の発言はきわめて合理的なのである。

奇妙な行動が見られる例として、カプグラ症候群も紹介しよう。こちらは情動を監視するシステムに問題があり、その結果患者は近親者が瓜二つの偽者に入れかわっていると主張するのだ。ラマチャンドランが報告している患者は、自分の父親についてこう話した。「先生、彼は私の父にそっくりですが、父ではありません。いい人ですけど、父ではないんです」。なぜお父さんの振りをしているのかという質問に、患者はこう答えた。「そこが不思議なんですよ、先生。どうしてわざわざ父の振りをしようとするのか。ひょっとすると、私の世話をするために父が雇ったのかもしれません。私の月々の支払いも含めて、父からお金を受けとっているんですよ……」[20]。親しい相手に抱く感情と、その人物の脳内表現が結びついていないのである。[21]近親者を見た患者に何の感情も湧いていないことは、皮膚伝導反応からも明らかだ。インタープリターには、相貌識別モジュールからは「この人は父さんだ」という情報が入ってくるのに、情動的な情報は皆無というわけだ。この現象を説明するために、インタープリターはこう推論する。「あれは父さんじゃない。父さんなら気持ちが動くはずだ。だからこの人は偽者だ！」

インタープリター・モジュールの乗っとりは、こうした極端な例だけでなく、もっと身近な形でも起きている。抗不安薬を服用する人は多いが、不安はかならずしも悪いものではない。通りを歩いていたら、向こうから怪しげな様子の人がやってきた。このとき不安を覚え、アドレナリンが全身を駆けめぐり、警戒を強めるのは正常かつ実際的な反応だ。何十万年もの進化の過程で、そうした反応が有効であることが証明されている。ところが抗不安薬を飲むと、危険そうな状況に直面しても警戒度を高めたり、慎重になったりしない。それは監視システムが薬に乗っとられて、インタープリターに誤った情報を提供してしまうためだ。不安は生じず、目前の状況は危険ではないと判断して、特別な対応は取らない。ニューヨーク市では、強盗事件や緊急救命室の利用の増加が、抗不安薬の服用に関連があると指摘されている。

そのいっぽうで、人間本来の「闘争／逃走反応」を阻害するのが、抗不安薬ではなく、「落ちつけ。やつはただのホームレスだから害はない」と合理的な解釈に傾きがちなインタープリター自身だったりすることもある。人をむやみと疑ったり、偏見の目で見たりしてはいけないという解釈を繰りかえしていると、インタープリターは警戒信号を見逃してしまう。

架空の証拠や誤った信念で合理化する防衛メカニズムが働くのは、複数の情報源から得た証拠をもとに、最も起こりそうで一貫性のある解釈に脳が到達し、それと矛盾する情報は無視したり、削除したりするからではないか。ラマチャンドランはそう考えている。私たちの研究では、左半球が頻度整合を行ない、似ているけれども新しい刺激を、過去に経験した刺激と同じだと誤って思いこむことがわかったが、ラマチャンドランの主張もそれに通底している。左半球はあらゆる入力情報から状況を大まかにつかみ、そこにパターンを見いだして、辻褄の合う解釈にまとめようとする。ラマチャンドランはさらに、右頭頂葉には異常検知器とも言うべきシステムがあり、食いちがいが著しくなると騒ぎだすと述べている。字面どおり受けとめる右脳の本領発揮である。右頭頂葉を損傷した患者が、極端で突拍子もないストーリーを語るのもそのためだろう。左半球がこしらえた奇想天外なストーリーを、右半球の異常検知器が食いとめられなかったのだ。左頭頂葉の損傷では、こういうことは起こらない。右半球では正確無比で私情を挟まないシステムが完全に機能している。左前頭葉を損傷した患者は、否認や合理化、作話による「穴埋め」ができないせいで、うつ状態に陥ることが多い。チョコレートケーキを食べる合理的な理由が思いつかなければ、誰しもそうなるだろう。

自分の目が信じられない！

インタープリターは、活動中の脳のあちこちの領域から、刻々と変わる情報をたえず受けとっている。アイザック・ニュートンはリンゴの木の下に腰をおろし、説明や原因を見いだそうとするきわめて人間的な営みに熱中していた。「どうしてリンゴは落ちたのだろう？　うーむ……何かに押されたわけでもないのに。どうしてリンゴは上にのぼっていかないのか？」　このときニュートンの脳では、原因を知るための二種類の異なる処理が、右半球と左半球でそれぞれ行なわれていた。ベルギーの実験心理学者アルベール・ミショットが行なった実験は、その名も「ミショットのボール」と呼ばれており、因果関係知覚の有名な実例となっている。画面上で、緑色のボールが赤いボールに向かっていき、ぶつかる直前に停止する。次の瞬間赤いボールが離れていった。これを見た被験者は、緑のボールが赤いボールを動かしたと思う。これが因果関係知覚だ。物理的な接触の結果、ある活動が生じたことを直接的に（この場合は観察で）知覚したのである。しかし緑のボールが接触してから赤いボールが動きだすまでに時間差があったり、緑のボールが接触しないうちから赤のボールが動きはじめたら、因果関係知覚は生じない。そのちがいがわかるのは右半球だ。(22)　左半球は時間や空間の間隙《かんげき》があろうとなかろうと、三つの例すべてで因果関係を認めてしまう。つまり因果関係知覚は右半球の独壇場なのである。ニュートンはリンゴが落ちるのを見て、明らかな原因が見あたらないと思った。これは右脳の判断だ。人間以外の動物なら、話はそれで終わり。だがニュートンは論理的な規則や知識を動員して、リンゴ落下というできごとの因果関係を推測したのである。もうおわかりだろうが、これは左半球の得意わざだ。左右の半球のちがいは、こんな実験からもよくわかる。赤い箱と緑の箱が吊りさげられている。赤い箱、緑の箱はどちらかだけ、あるいは両方が落ちて下の大きな箱にぶつかるのだが、緑の箱が接触したときだけ大きな箱が光る。それを見た左半球は、大きな箱を光らせる原因は緑の箱にちがいないとすぐに推論するが、右半球はその結論に簡単には飛びつかない。あなたも私も、人生という混沌をどうにか生きているなかで、目の前にこなすべき課題が出現するたびに、脳内のいろいろな領域が名乗りをあげ、それぞれの機能を巧みに融合させて、瞬間瞬間の私たちの意識を支配しているのである。

インタープリターと飛んでいく

私たちはそうした融合の妙技を、分離脳患者の実験で図らずも見ることができた。患者が右脳から単語を発するようになったのだ。ある女性患者の右脳に「key」、左脳に「fork」という単語を瞬間的に見せたとき、患者は「fork」としか言わないと思いきや、まず「fork」、続いて「key」と言ったのだ。これには私たちも驚いた。いったいどうなっているのか？　脳内もしくは体外で情報伝達が行なわれているのか、それとも左右の半球がやりとりしているのか。それを確かめるために、二枚の絵を見せて同じ絵かちがう絵かをたずねたところ、彼女は答えられなかった。さらに実験を重ねた結果、彼女の言葉は右半球から発されていて、情報の伝達は行なわれていないことが判明した。こうした実験から、人間がすばやい適応を見せ、インタープリターがどんな情報も貪欲にとらえていることが明らかになってくる。私たちはPSという患者に、単語が二個書かれたスライドを五枚提示した（「Mary / Ann」「May / Come」「Visit / Into」「The / Town」「Ship / Today」）。最初の単語は右半球にだけ、二番目の単語は左半球にだけ見せる。右半球は「Mary may visit the ship.（メアリーは船を訪ねるかもしれない）」、左半球は「Ann come into town today.（今日アンは町にやってくる）」を見ることになる。どちらもストーリーになっている。そのいっぽう、あなたや私がこれら一〇個の単語を左から読んでも、「メアリー・アンは今日タウンシップにやってくるだろう」と意味のある文になる。では分離脳患者はどうだろう？

PS　「今日アンは町にやってくる」（左半球の答え）
実験者　「ほかには？」
PS　「船に乗って」（右半球が介入）
実験者　「誰が？」
PS　「マーが」
実験者　「ほかには？」
PS　「訪ねに」

実験者　「ほかには？」
PS　「メアリー・アンに会いに」
実験者　「ではストーリーをもう一度話してください」
PS　「今日マーは船でメアリー・アンに会うために、町に行かなくてはならない(23)」

PSは単語を口にしたあとで、それらをつなぎあわせていた。つまり左半球のインタープリターは、右半球からの情報を体外から受けとっていたことになる。右半球が言葉を発し、それを左半球が聞きとらないことには情報は伝わらない。これもまた、まったく異なる行動が統合され、一貫性のある枠組みに納まった例である。混沌から秩序が形成されたのだ。右脳に端を発した行動が、左脳の意識の流れに組みこまれ、私たちの目の前に現われた。

別の例では、分離脳患者にラジオフライヤー〔幼児向けのおもちゃの四輪ワゴン〕の絵を右半球に見せたところ、「おもちゃ」という言葉が口から飛びだした。それに続く会話のなかで、絵を見ていない左半球は、なぜその言葉を言ったか説明するのに苦労した。

実験者　「なぜおもちゃが思いうかんだんですか？」
患者　「わかりません。ただ最初に浮かんだんです」
実験者　「おもちゃのようなものが見えたとか？」

患者　「いいえ、感覚です。内なる感覚が教えてくれたような」
実験者「内なる感覚に従う頻度はどれぐらいですか？　目に見えたものに従う回数は？」
患者　「最初に何が見えたのかわからなくて、それが何かを口にしたら、そちらに従います……まず頭に思いうかぶんです」

こうした極端な例から、私たちの認知システムは統一のとれたネットワークではないことがわかる。目的が単一でなければ、思考の流れも一本ではないのだ。

――全体像とはどういうことなのか？――

現在の神経科学では、意識は総合的な単一のプロセスではないというのが定説だ。意識には幅広く分散した専門的なシステムと、分裂したプロセスが関わっており、そこから生成されたものをインタープリター・モジュールが大胆に統合しているのだ。(24)意識は創発特性なのである。さまざまなモジュールやシステムが注意を惹こうと競いあっていて、勝者が神経系《システム》として浮上し、その瞬間の意識的経験の土台となる。たえず入ってくる外からの情報に脳が反応して、行動の展開を計算し、実行に移すあいだに、意識的経験も組みたてられていく。

そこでこの章の冒頭に戻ってみよう――私たちは無数のモジュールから構成されているのに、自分が統一のとれた存在だと強烈に実感しているのはなぜか？　私たちが意識するのは経験というひとつのまとまりであって、各モジュールの騒がしいおしゃべりではない。意識は筋の通った一本の流れとして、この瞬間から次の瞬間へとよどみなく、自然に流れている。この心理的統一性は、「インタープリター」と呼ばれるシステムから生じる経験だ。インタープリターは、私たちの知覚と記憶と行動、およびそれらの関係について説明を考えだしている。(25) それが個人の語り《ナラティブ》につながり、意識的経験が持つ異なる相が整合性のあるまとまりへと統合されていく。混沌から秩序が生まれるのだ。インタープリター・モジュールはヒトの脳の左半球だけに存在すると思われ、仮説を立てようとするその衝動が、人間のさまざまな信念を生じさせる原動力になっている。逆に言うと、それが脳の制約でもあるのだが。

意識のこうした構成的な性質を、私たちははっきり理解しているわけではない。解釈するシステムの活動が際だつのは、貧相な情報しか与えられずに明らかな誤りに陥ったときだ。わかりやすいのは分離脳や脳損傷の患者だが、健常な人でもあやふやな情報でつまずくことがある。それでもこのシステムは、自分が「自分」であるという感覚を与えてくれる。分離脳患者の実験から、左脳が右脳の管理する精神プロセスをまったく意識できなくなっても（あるいはその逆でも）、患者の左脳は右脳を懐かしがったりしない。アクセスが失われたところの知識は持ちえないのだ。意識状態はそれぞれ個別の精神システムから生じているので、システム間の連絡が断たれたり、損傷をしたりすると、創発特性が生まれる基本回路も存在しなくなる。

私たちの主観的な自覚は、意識上に浮かんできた断片的な情報を説明しようとする左半球の飽くなき追求から生まれでている。「浮かんできた」と過去形で表現しているように、これは後づけの解釈プロセスだ。インタープリターは、意識に入りこんできた情報からしかストーリーを紡ぐことはできない。意識は時間のかかるプロセスだから、意識にのぼったことはすべて過去のできごとだ。既成事実である。この章の冒頭で述べたように、ほんとうにヘビなのか、それとも風にそよぐ草の葉ずれなのか理解するより早く、私は飛びあがり、あとずさった。だが事実が起こってしまったあと、自分自身について推測することには、いったいどういう意味があるのだろう? 過去のできごとに理由をでっちあげ、それがほんとうであると信じることに、私たちはどれほどの時間を費やしているのか。

この後づけ解釈プロセスこそが、自由意志、決定論、自己責任、倫理基準という壮大なテーマに深く関わってくる。それを次章で考えていこう。ただその前にぜったいに忘れないでいてほしいのは、これらはすべて進化の過程で選択された精神システムだということだ。たまたまそれを持っていた個体が、生存と生殖を勝ちとることができた。そして私たちの祖先となったのである。

第４章 自由意志という概念を捨てる

インタープリターは、ずっと私たちを陥れてきた。自己という幻影をこしらえ、私たち人間は動作主体であり、自分の行動を「自由に」決定できるという感覚を吹きこんだ。それはいろいろな意味で、人間が持ちうる建設的かつ偉大な能力だ。知性が発達し、目前のことだけにとらわれず、その先に広がる関係を見ぬく能力が磨かれたヒトは、ほどなくして意味を問いかけるようになる――人生の意味とは何ぞや？　筋書きと語りを提供してくれるのはインタープリターだが、私たちは重要な選択を自ら行ない、自由意志を実行していると思っている。その幻想は実に根強いので、どれだけ大量の分析をもってしても、私たちが自分の意志で、目的を持って動いているという感覚を変えることはできない。固い決定論者や運命論者が個人心理のレベルでどんなに拒否しようとも、彼らは脳がプレーするチェスの駒に過ぎないのだ。

意志を持つ単一の自己――そんな幻想の泡をはじけさせるのは至難のわざだ。地球が平たくないとわかっていても、なかなか信じられないのと同じで、自分が完全に自由な主体であることを否定するのは難しい。それでも、こんな問いを投げかければ自由意志の幻想を少しでも理解できるだろうか。人間は何から自由になろうとしているのか？　自由意志とはそもそもどういうことなのか？　いかなる理由であろうと、私たちは行動を正確に、矛盾なく、目的をもって遂行しようとする。

水の入ったコップに手を伸ばそうとしているときに、手がいきなり目をこすったり、あるいはコップが割れるほど強くつかんだり、水が突然噴きあがったり、蒸気に変化したりといったことは想定しない。この世に働く物理的、化学的な力はすべて味方で、自らの神経システムおよび身体システムに奉仕しており、どんな課題も正しく遂行されるはずだと信じている。だから自然界の物理法則から自由になりたいとは思わない。

自由意志の問題を社会レベルで考えてみよう。私たちは、自分はつねに自由に行動していると思ういっぽう、他者にはそれを望んでいない。タクシー運転手が、お客の指示ではなく自分の行きたいところに走りだしたら困る。選挙で当選した議員には、選挙前に有権者が受けた印象（それがおそらく誤りなのだが）どおりの政治活動をしてもらいたい。勝手に暴走されるのは本意ではない。私たちは議員だけでなく、家族や友人にも高い信頼性を要求している。

自由意志については過去の偉大な知性がこぞって論じているが、それでも理解と容認がまだ充分でないことがある。それは、どんなに固有の特性を備えていても、人間はしょせん大きな動物だということだ。決定論という概念は有力で、明白で、理解しやすかった。そのいっぽうで、脳の各種メカニズムの仕組みは最初は知られていなかった。ただ今日では、神経科学が大きく前進している。私たち人間は進化のおかげで、スイスの時計のように精密な機構を持つに至った。その仕組みが明らかになってきたいまだからこそ、人間は自分の行動を説明できて、責任が持てる主体なのかという問題に対して、立ち位置をしっかり定める必要があるのだ。簡単に言うと、私たちが「自由」かどうかは重要ではない。人間が説明と責任を引きうけられる存在であることを、完全に否定しきれる科学的根拠がないことなのだ。

この大問題に取りくむにあたって、私は二つの点を指摘しようと思う。

その一は、脳が引きおこす意識的経験の性質とも関係している。人間の精神状態は、神経細胞間の相互作用から生まれる。神経細胞の相互作用なしに精神状態は存在しえないが、それだけで定義できたり、理解できるものでもない。ニューロンの活動から生じる精神状態が、出自である脳の活動を制限することもある。信念、思考、欲求といった精神状態は脳の活動で生じているが、こうする、ああするといった行動の決定にも影響を与えているのである。だから突きつめれば、神経細胞の相互作用は新しい語彙で理解するしかないだろう。つまり、それぞれ単独の存在では活性化しない二つの層が、相互に働きかけているという事実をすくいとるのである。カリフォルニア工科大学のジョン・ドイルはこう書いている。「問題の基本はハードウェアとソフトウェアで考えるとわかりやすい。ソフトウェアはハードウェアに依存しているが、機能を提供するという意味でより『根元的』だ。ではどちらがどちらの原因なのか？　不可解なことは何もないのに、『原因』という言葉を使うからややこしくなる。アリストテレス哲学の分類にはめこもうとするのではなく、適切な言葉を新しく考案したほうがいいだろう」。そしてドイルは、こうした関係を理解し、それを的確に表現する言葉を見つけることこそが、「科学における最も困難かつすばらしい課題[1]」だと述べている。ジャムドーナツを食べないという選択で表現される自由は、健康と体重を扱う精神層から生まれていて、あの食感を味わいたい欲求に打ちかつことができる。行動形成の戦いでは、ボトムアップの欲求はトップダウンの信念に負けることもあるのだ。それでも上層は単体では機能しない。下層の参加が不可欠なのである。

その二は、機械論的かつ社会的な世界のなかで、個人的責任という概念をどう考えるかだ。社会的だろうと機械的だろうと、すべてのネットワークシステムが機能するには説明能力が伴わなくてはならない。人間社会では一般に集団の構成員がそれぞれ責任を負うことになっている。ではその責任は、個々の脳のなかに座するメカニズムなのか、それとも社会集団に拠っているのか？　あるいは社会集団のなかでのみ意味を持つ概念なのか？　世界にひとりしか人間がいなかったら、個人的責任の概念に意味があるのか？　さすがにそれはないだろう。つまり個人的責任という概念は社会の相互作用、社会的関わりのルールに完全に依存しているということだ。だから脳内をいくら探しても見つからない。世界にひとりしか人間がいないと意味を失う概念はほかにもある。たとえば背がいちばん高いとか、誰かより背が高いといったこと。ただし「背が高い」という概念は、社会のルールに依存しているわけではない。

これだと、頭でっかちの学者が理屈をこねているだけに見えるだろう。だがレストランに入って、何を注文するかは自由選択だ。目覚まし時計を止めたあと、さっと起きあがるか、ベッドでごろごろするかも自由選択。店で金を払う前に品物をポケットにすべりこませたりしないのも選択の結果だ。伝統的な哲学では、人間の行動は物理的な力や運命や神が決めるものではなく、本人の選択の表出だということになっていた。采配を振るうのはあなたなのである。中央指令センターを持つあなた自身が総責任者として、いかなる因果関係にも影響されず、決めたことを実行する。外部からの制御、強制、圧力、錯覚、さらには内側での衝動の暴走。そのすべてからあなたは自由だというのだ。しかし前章で見たように、脳が精神を存在させ、機能させているというのが最新の見解である。つまりあなたとは、中央指令センターを持たず、並列分散処理を行なう脳なのである。あなたという装置に亡霊は入っていないし、謎の部分もない。あなたが誇りに思っているあなた自身は、脳のインタープリター・モジュールが紡ぎだしたストーリーだ。インタープリターは組みこめる範囲内であなたの行動を説明してくれるが、そこからはずれたものは否定するか、合理的な解釈をこしらえる。

人間の機能性は自動的に発揮される。知覚も呼吸も、血球生成も消化も、それについて考えたりすることなく実行されている。誰かと仲良くなったり、わが子に食べ物を与えたり、苦痛から逃れようとするのも、ある意味自動的な行動だろう。自動的な信念もある。近親相姦は悪い。花は怖くない。左半球のインタープリターがストーリーを紡ぐのも自動的なプロセスで、そこから後づけで統一感や目的の幻想が生まれる。ということは、私たちはただ尻馬に乗っているだけ？　自動操縦状態？　私たちの人生と、そこでの行動や思考は、すべて既定路線なのか？　そんな……。だが脳の仕組みに関する知識を得た私たちは、自由意志を持つことの意味について、問いかけの枠組みそのものをつくりかえる必要がある。というか、私たちはいったい何の話をしているのか？

ニュートンの法則と私の家

一九七五年、家を建てようと思いたった私は、もっとよく考えてからにすればよかったのに、それを実行に移した。「家を建てる」というのは文字どおりの意味で、もし「家を建ててもらった」のだったら、まともな結果になっていたはずだ。居間の床に置いたボールがひとりでに転がって食堂を横ぎり、台所に入っていくのを、何度家族にあてこすられたことか。台所のカウンターでも同じ現象が起きた。家の正面の窓がゆがんでいるのも、気になる人には気になったようだ。私の家は、物理学者が喜びそうな家だった。ニュートンの運動の法則とカオス理論の一部の原理を直接体験できるうえに、寸法に無頓着で技術的素養ゼロの生物畑の学者を指さして笑うこともできたからだ。

だが私の家は、実験科学の基本原理を体現していた。果てしなく精密な計測など、現実には存在しない。数値には多少の不確実性がかならず含まれている——俗に言う「アソビ」だ。どんな測定装置を使っても、その精密さは有限であり、不正確さを完全に排除することはできない。それは理論上の概念でも同じことだ。ときには測定という行動自体が結果を変えてしまうこともある。物理学者はそのことを承知しているが、納得はしていない。だから彼らはより精密な計測器具を次々と生みだす。私も家を建てるときに、そうした器具を活用すべきだったかもしれない。それを聞いて物理学者たちはしたり顔でうなずくだろう。アイザック・ニュートンも同感だったにちがいない。彼は一七世紀の人だったから、それ以降二世紀にわたる物理学者たちは、いつの日か完璧な測定装置が実現し、すべてがきちんと納まるべきところに納まると信じつづけた。方程式の左側に値を入れれば、つねに右側に同じ答えが得られると。

ニュートンは学生時代から勤勉だった。彼がケンブリッジ大学に在学中、伝染病で大学が二年間閉鎖になった。そのあいだニュートンは暖炉の前でチョーサーあたりを読みふけることも、ビリヤードに興じたり、ビールを飲んだりすることもなく、ガリレオとケプラーを研究して新しい計算法を編みだした。それが数年後には大いに役だつことになる。それを言うなら、イタリアの天文学者で、ニュートンが生まれた一六四三年に没したガリレオ・ガリレイは「何でもやってみよう」の元祖だった。宇宙の構成について何か思いついたら、計測と数学でそれを裏づけようとしたのだ。運動する物体は外からの力が働かないかぎり、自然に速度が落ちて停止すると考えたのはアリストテレスだったが、ガリレオはその反対で、外からの力（多くの場合摩擦力）がなければ物体は一定速度を保ち、直線軌道を動きつづけるという発想に到達した。ガリレオはさらに慣性（運動中の物体が変わろうとしない性質）の概念を考えだし、摩擦は力であることを確認した。

こうした考えを整頓してひとつのパッケージにまとめたのがニュートンだ。ガリレオが実験で得た所見とデータを精査したニュートンは、ガリレオの運動諸法則を代数方程式で表わし、さらにその方程式でケプラーが見いだした天体運行の法則も表現できることを証明してみせた。そこまではガリレオもさすがに思いつかなかった。宇宙という物質――すなわち万物――は、理解しうる一定の法則、自らが導きだした数学的関係に従っているとニュートンは考えた。ニュートンの運動三法則はそれから三世紀以上にわたる検証に耐え、時計から高層ビルまであらゆるものに応用され、わが家の床に置いたボールの動きを支配した。ニュートンの法則は物理学という象牙の塔だけでなく、世界全体を揺るがした。ほんとに？　数式やガリレオのデータをいじりまわし、リンゴが落ちるのを見ただけの男が？　もしあなたが私同様そう思ったとしたら、物理学の授業で痛い目にあっていない証拠だ。

決定論

ディナーの席で決定論の話題になったら、ニュートンと彼の万有引力の法則がかならず引きあいに出されるだろう。もっとも決定論それ自体は、元をたどれば好奇心旺盛な古代ギリシア人に始まっているのだが。ニュートンは宇宙のさまざまな仕掛けを数式に帰結させた。宇宙で起きるあらゆることが一定の法則に従っているのであれば、すべてはあらかじめ決まっているのではないか。だが決定論とはそもそも哲学上の概念で、人間の認知、決定、行動も含めた現在と未来のすべてのできごとや活動が、自然界の法則に従った過去のできごとを原因として、必然的に発生しているというものだ。どんなできごとも活動も予定されているのなら、すべての変動要因がわかっていれば予測も可能になる。ニュートンの法則は逆でも成立する。つまり時間は方向を持たないので、現在の状態を見れば過去もわかる。（自由意志と決定論でまだ懲りないまじめな哲学者や物理学者は、時間はそもそも存在しないと考える。時間もまた幻想だというのである。その背景にあるのは、人間がいまこの瞬間に時間的制約を感じていないという現象論だ。）決定論者は、宇宙とそこにある万物は因果律に支配されていると信じてやまない。彼らの頭のなかでは、左半球のインタープリターがお山の大将に君臨しているのだろうか。ともあれ物理学の知識が少し頭に入ったところで、因果説をもう少し考えていこう。

因果説からの派生で、誰もが眉をひそめたくなる主張がある。宇宙とそこにある万物が既定の法則に従っているのだとすれば、人は自分の行動に責任をとらなくていいということではないか？　だったらチョコレートケーキを食べるのにためらうことはない。それは二〇億年前に決まっていたことなのだ。テストでカンニング？　しかたない、やりたまえ。夫との仲が冷えきったら遠慮なく毒殺して、宇宙がそうさせたのだと言えばいい。ニュートンの提唱した法則が波紋を投げかけたのは、まさにこの点だった。身も蓋もないと私などは思うが、そういうものだと信じて疑わない科学者や決定論者は大勢いる。もちろんそれ以外の人はまったく与《くみ》していないわけだが。あのドレス（あるいはこのポルシェ）を買ったのは宇宙の道理だと言いはっても(†)、ディナーの席では誰も相手にしないだろう。いや、神経科学者としてはそこに食いつくべきか？

後づけの世界？

私たちの身体は、決定論的な法則に従う自動システムに操縦されてごきげんにやっている――この認識は了解できる。そのおかげで、食べたものを消化し、心臓が鼓動し、肺が酸素を取りこむ作業をいちいち意識しないですむのだ。だが思考と行動まで無意識で、あらかじめ決まった法則に従っているだけかというと、それは承服しかねる。とはいえ、脳が意識する前に行動が終わり、片づき、おしまいになっていることは実験でも明らかだ。左半球にあるインタープリターは、行動の原因を説明するために時間を巻きもどして意識を出現させる。たえず「どうして？」と問いを投げかけ、答えを探しているのがインタープリターなのだ。コロンビア大学の心理学者ハクワン・ラウは、脳内で起こるこの時間誤認を研究している。経頭蓋《けいとうがい》磁気刺激法（ＴＭＳ）を使って、行動の意識的制御はただの思いこみなのか、それとも現実なのかを見きわめるのが目的だ。

　経頭蓋磁気刺激法とは読んで字のごとくで、プラスチックケースに収めたコイルを頭に当てて磁場を発生させ、脳の血流を増やして神経細胞を局所的に活発化させるのだ。特定の細胞や領域にだけ働きかけて、脳のさまざまな部位の機能や接続を調べたり、反対に脳の活動を阻害し、他の領域のプロセスと切りはなした状態を観察することも可能だ。前頭皮質にある補足運動野と呼ばれる領域は、暗譜したピアノ曲を演奏するといった、記憶を頼りに行なう一連の運動に関わっている。また前補足運動野は、新しい一連の行動を獲得するときに重要な役割を果たすところだ。内側前頭前皮質を刺激すると動きたい衝動が生まれる[2]。アカゲザルの脳のこの部分を傷つけると自発的な

†『あのドレスは悪魔が買わせたの！（*The Devil Made Me Buy That Dress!*）』はフリップ・ウィルソンのアルバムタイトル。

動きが失われること[3]は、他の研究からわかっている。ハクワン・ラウ自身も、被験者が自由意志で行動を起こすとき、この部分が活発になることを突きとめていた。[4]そこで彼が興味を持ったのが、前補足運動野だ。被験者が自発的行動を遂行したあとに、この前補足運動野にTMSで刺激すると、行動する意志が知覚された。つまり行動しようと意識したタイミングがテンポラル・マップ(†)上で逆行し、実際の行動を知覚したタイミングは反対に前進したのである。[5]ラウが何をやったかというと、インタープリター・モジュールをいじったのだ。

意志と行動を地図上に位置づけるテンポラル・マップが存在するとしても、それらがかならずしも実現したとはかぎらない。この主張はどうもおかしい。つねに実現はしているのだ。金づちで指を叩いてしまい、手を引っこめたときのことを考えてみよう。金づちで指を叩いた、痛かった、手を引っこめたというのが本人の説明だ。だが実際には、痛みを感じる前に手は引っこんでいる。痛みを知覚する、つまり意識するには数秒かかるが、そのときには手はとっくに金づちから逃げだしているのである。指先にある痛みの受容体が発した信号が神経を通って脊髄に届くと、ただちに運動をつかさどる神経を通じて指令が送りかえされ、それを受けた指が引っこむ。これは脳が介在していない反射行動だ。行動ありきなのである。痛みの受容体が出した信号は、脳にも送られる。それが処理され、痛みとして解釈されたときに初めて痛みが意識される。このように意識には時間がかかる。痛みを意識してから、指を引っこめようという意識的な決断をしたのではなく、反射的かつ自動的に指が動いたのだ。痛みを自覚させる信号は、指を叩いたあとに脳が送りだす。そのとき指にも注意が向けられるが、すでに指は引っこんだあとだ。しかし左脳のインタープリターは、「どうして？」という問いに答えを用意するため、観察できる事実（痛みと指の動き）を寄せあつめてそれらしいストーリーをこしらえなくてはならない。痛いと感じたから指を引っこめたことにするほうが理にかなっているから、タイミングを勝手に変えたのである。インタープリターは、意志的に行動した当人が満足するストーリーにしてくれるのだ。

人間には自由意志があるという信念は、私たちの文化に深く根づいている。人も社会もそういう前提で動いたほうがうまくいくのは事実で、それが自由意志への信念をますます強固なものにしている。信念も一種の心理状態だが、それが脳の働きを方向づけることはあるのだろうか？ ミネソタ州にあるカールソン・スクール・オブ・マネジメントで心理学教授を務めるキャスリーン・ヴォースと、カリフォルニア大学サンタバーバラ校の心理学教授、ジョナサン・スクーラーは、人は自由意志を持っているほうが善良な行動をとることを味な実験で証明してみせた。(6) 三六か国で実施した大規模な調査で、回答者の七〇パーセント以上が自分の人生を掌握できていると答えた結果は興味ぶかい。責任感の変化が人の行動も変えるという研究結果もある。(7) そしてヴォースとスクーラーが確かめようとしたのは、自由に役目を果たせると思っているとき、人は良いふるまいをするということだった。被験者の大学生を二つのグループに分け、ひとつにはフランシス・クリックが書い

† ニューロンに投影される世界表現がブレインマップで、時間に関するものはテンポラル・マップと呼ばれる。

た決定論寄りの著作『DNAに魂はあるか——驚異の仮説』（中原英臣ほか訳、講談社）の一節を読ませて、コンピューターを使ったテストを受けてもらう。その際、ソフトウェアに不具合が生じて正解が自動的に表示されてしまうから、キーボードのキーをどれか押したまま答えるよう指示する。つまりキーを押さなければ、全問正解できるということだ。もうひとつのグループには人生を前向きに展望する文章を読ませ、同じテストを受けさせる。さて、結果は？　決定論的な文章を読んだグループはテストでズルをしたが、前向きな文章を読んだグループは指示どおりにテストに答えた。突きつめて言えば、ある心理状態が別の心理状態に影響を与えたということだ。ヴォースとスクーラーは、自由意志に対する不信が、努力しても無駄、ズルをしてもかまうものかという心理状態のきっかけになったのではないかと結論づけている。

人は誰しも悩みたくないものだ。悩むことは自制のひとつの形だが、それには努力が必要で、エネルギーを消耗する。(8)ヴォースたちの流れを受けて、フロリダ州立大学の社会心理学者、ロイ・バウマイスター、E・J・マシカンポ、C・ネイサン・デウォールは、決定論的な文章を読むと攻撃的な傾向が強まり、他者への親切心が薄れるという実験結果を報告した。(9)人間には自由意志があるという信念は、自分勝手な行動に走ろうとする自動的な衝動を抑えるうえで不可欠なのかもしれない。利己的な衝動、攻撃的な衝動を克服し、抑制するには強力な自制と精神力が求められるとバウマイスターらは考える。自発行動を支える心理状態は、その後の行動決定にも影響していた。つまり私たちは、自分の行動を制御できると信じているだけでなく、そう信じることがみんなにとって善だと思っているのである。

しかし学問の世界では、自由意志の概念は過去数世紀にわたって決定論者から攻撃を受けてきた。一六世紀、コペルニクスは地球が宇宙の中心ではないと宣言して世を騒然とさせ、それにガリレオとニュートンが続いた。ルネ・デカルトは二元論で有名だが、身体の機能は生物学的な法則に従っていると主張した。チャールズ・ダーウィンは自然淘汰という画期的な進化理論を打ちだした。ジークムント・フロイトは無意識の世界への扉を押しひらいた。生物学界からの掩護射撃も受けて、こうした斬新な発想の総仕上げとして登場したのがアインシュタインの相対性理論であり、決定論的な世界観は揺るぎない確信になった。それだけでは飽きたらないのか、神経科学も決定論を後押しする研究結果をいくつもひっさげて登場する。いずれも基調となっているのは、自由意志はたわごとに過ぎないという態度だった。ところがどの発想も元をたどれば物理学科が発信源であり、そもそもこの騒ぎに巻きこんだのは物理学科であることに人びとが気づきはじめるころ、物理学者たちは裏口からこっそり逃げだした。それに続いたのが生物学者、社会学者、経済学者だ。「固い」決定論者のテーブルに取りのこされたのが、神経科学者とリチャード・ドーキンスだった。彼はこう書いている。「神経系という真に科学的かつ機械的な考察が、責任感という概念を台無しにしたのではないのか？」[10] いったいどうなっているのか。教科書に書かれている決定論の解釈が、なぜ面倒なことになっているのだろう。

私の娘婿は言う。わが家の床をボールが転がる原因は、床が傾いているからだと。三歳の孫がどうして傾いているのとたずねると、娘婿もニュートンも、それは私の計測が不正確だったからだと答えるだろう。最初の計測を正確にやっていれば、床は水平だったはずだと。私は保身のために拡大解釈に走る。いかなる計測にも不確定性がつきものだから、最初の計測を完全なる正確さで行なうことは不可能だ。最初の計測が不確定であれば、そこから引きだされる結果も不確定だ。つまりわが家の床は水平になったかもしれないし、そうでなかったかもしれない。だがニュートンは納得しなかっただろう。初期計測を精密にすればするほど不確定要素は減っていくから、すべての物理系のふるまいをほぼ完璧に予測することも理論的には可能だ――一九〇〇年に面倒くさいフランス人がひっかきまわしてくるまで、物理学者はそれが当然だと考えていた。もちろん、わが家の床が属する宇宙でならニュートンは正しかった。だがものごとがそう簡単にいかないのは世の常だ。

カオス理論

一九〇〇年、フランスの数学者で物理学者のジュール・アンリ・ポアンカレが、ニュートン以来数学者を悩ませてきた「三体問題」または「多体問題」での前進に大きく貢献して話題となった。

ニュートンの発見した法則は、天体の運動に適用するならば完璧に決定論的だった。つまり最初の位置と速度さえわかれば、未来の（もしくは過去の）位置と速度を求めることができる。ただ問題は最初の観測だった。どんなに慎重に測っても絶対的に正確ということはありえず、わずかな誤差が生じる。もっとも最初に測る数値が小さければ誤差の範囲も小さいので、誰もたいして気にとめていなかった。

単純な天体系ならば、最初の不確定さを小さくすれば最終予測の不確定さも小さくできる。だが三個以上の天体が相互作用する系になると、そうはいかなくなることをポアンカレは発見した。初期観測での誤差がどんなに微小でも、時間の経過とともにどんどん大きくなり、数学的な計算で期待できる範囲をはるかに超える結果になってしまうのだ。三個以上の天体がある複雑な系で正確な結果を予測するには、初期条件で正確無比な観測をするしかないのだが、それは理論的に不可能なのである。精密な観測からのほんのわずかなずれが、でたらめな予測と大差ない「決定論」的予測を生んでしまうのだ。これがカオス系である。カオス系においては、初期条件への極度の感受性は「力学的不安定」または「カオス」と呼ばれ、数学的予測を行なっても長期的にはただの偶然と変わらなくなる。カオス系の問題は、長期予測に物理法則を適用することがたとえ理論上でも不可能だということだ。ポアンカレのこうした研究は、長いあいだ注目されることなくくすぶっていた。何年もたってから、ある気象予報官が興味を抱くまでは。

一九五〇年代、数学畑出身の気象学者エドワード・ローレンツは、気象予測で使うモデルに不満を抱いていた（せっかくのピクニックを雨降りで台無しにされた人びとからなじられたのだろう）。気象には気温、湿度、気流などさまざまな要因が関係している。そうした要因は相互依存の側面もあるが、基本的には非線形、すなわち直接的な比例関係にはない。それなのに当時は線形モデルを使っていた。ローレンツは数年かけてデータを集め、数学的な（微分方程式も一二個入っていた）ソフトウェアプログラムを書いて、太陽に熱せられた大気の上昇と下降をモデル化しようと試みた。プログラムが走りはじめ、ようやく最初の結果が出たところで、ローレンツは計算の対象をもっと広げることにした。なぜならもう一九六一年になっていたからだ。彼の使っていたコンピューターは重さが三三〇キロ以上もあるうえ、とても遅かった。時間を節約したいがゆえに、計算途中でプログラムを再試行させたローレンツの短気と洞察力が、彼に名声をもたらした。途中まで計算したデータをもう一度入力したローレンツは、コンピューターがせっせと働いているあいだにコーヒーを飲みに行った。

最初にプログラムを走らせたときと結果は変わらないとローレンツは考えていた。コンピューターのプログラムは決定論的なのだ。ところがコーヒーを飲みおえて戻ってみると、まるでちがう結果が出ていた！　ローレンツは腹を立てたにちがいない。ハードウェアの問題も疑ったが、原因が判明した。一回目に0.506127という数値を入れていたところを、二回目では0.506と小数点第四位以下を切りすてていたのだ。ポアンカレのカオス系が注目されなくなって半世紀以上が過ぎ、些細な差異は重要ではないという考えが定着していたのだ。だが、気象のように数多くの変動要因が関係する複雑なシステムでは、そうではなかった！　ローレンツはカオス理論を再発見したので

である。

今日では、気象はカオス系であることで認識が一致している。気象の長期予測が難しいのは、変動要因があまりに多すぎて計測不可能だからだ。仮に計測できたとしても、最初の計測でごく微小な誤差が生じただけで、結果がとてつもなく変わってくる。ごく些細な不確定要素が、長期予測の計算をぶち壊し、正確さを台なしにする。一九七二年、ローレンツは「予測可能性――ブラジルでのチョウのはばたきが、テキサスにトルネードをもたらす?」と題した講演を行なった。彼が「バタフライ効果」(11)と名づけたこの現象は想像をかきたて、決定論者たちの勢いに火をつけた。カオスとはシステムがでたらめにふるまうことではなく、変動要因が多すぎて計測が複雑であるために予測できないということなのだ。たとえ計測できたとしても、正確に測ることは理論的に不可能だし、ごくわずかな誤差が最終結果をがらりと変えてしまう。気象は多くの変動要因を持つ巨大なシステムだが、ふるまいはどこまでも決定論的だ。それゆえチョウの羽ばたきのようなごく小さな変化が、大きな影響を及ぼすのである。

自然界のシステムはたいていそうだが、気象も熱力学的平衡からかけ離れた不安定なシステムだ。そんなシステムに目を向けたのが、ロシア生まれの物理学者・化学者のイリヤ・プリゴジンだった。彼は子どものころは考古学と音楽に夢中で、科学に目覚めたのは大学に進んでからだった。広範な知識を身につけていたプリゴジンは、ニュートン物理学に疑問を抱きはじめる。ニュートン物理学では時間は可逆とされていたが、考古学や音楽といった、時間が一定方向にしか進まない分野に親しんできたプリゴジンには納得できなかったのだ。気象もまた不可逆現象で、ニュートン物理学では説明できない。プリゴジンはそうしたシステムを「散逸系」と名づけ、一九七七年には散逸系の先駆的な研究が評価されてノーベル化学賞を受賞する。散逸系は真空状態では存在しないが、他の系と物質とエネルギーをつねに共有する環境では存在しうる熱力学的に開かれたシステムだ。対称性の破れが自発的に出現し(創発)、複雑な構造が形成されるのが散逸系の特徴である。ハリケーンやサイクロンは散逸系だ。自発的な対称性の破れが出現し、複雑な構造が形成される。対称性の破れとは、系に作用する小さな揺らぎが臨界点を超え、等しい可能性を持つ複数の結果のうちどれかに決定することを言う。対称な丘のてっぺんにボールが置いてある。そこに何らかの乱れが生じると、ボールはどこかの方向に転がっていき、対称性が破れて特定の結果が生じる。複雑系の創発という発想については、あとで触れることにしよう。

正確な気象予測が短期限定であることはこれでわかった。どんなにスーパーなコンピューターを駆使しても、長期予測はあてずっぽうの域を出ないのだ。たしかに、天気を予想するなんてバカのやることだと昔から言われていたのではなかったか? いままで天気は無難な話題とされてきたが、今後はディナーの顔ぶれによっては気をつけたほうがいいかもしれない。ポアンカレの言うようにカオス系が自然界に存在するのであれば、決定論的な物理法則を用いて多少なりとも正確な予測をすることにも限界が出てくる。決定論に基づくいかなる宇宙モデルにも、その中心に偶然性が潜んでいるのか。それとも物理法則が複雑系に適用できることは永遠に証明できないのか。それゆえ物理学者のなかには頭をかきむしって、宇宙のふるまいを決定論的だと語ることに意味はないとうめく者もいる。自宅でなら、こんな話題を出しても何ということはないだろう。だがディナーパーティで、それもミスター決定論のバールーフ・スピノザとか、アルバート・アインシュタインが出席していたら？　スピノザならこう言うだろう。「絶対的な精神、すなわち自由意志など存在しない。精神はこうするああすると決意するが、それをもたらす原因の背景には別の原因がある。その原因にはさらにほかの原因、といったように永遠に続くのだ」。アインシュタインならこう言うかもしれない。「哲学的な意味での人間の自由を私はまったく信じていない。人は外部からの強制に加えて、内なる必要性に沿って行動している」。うーむ、ここに物理学者を何人か投入すると、胃もたれするディナーになりそうだ。そしてアインシュタインは決定論の戦いを独自に展開しようと、量子力学という舞台を用意することになる。

量子力学がスズメバチの巣をつつく

カオス理論がめだたないところでくすぶっていた五〇年ほどのあいだに、俄然脚光を浴びたのが量子力学だった。物理学者は原子や分子、亜原子粒子に夢中になり、わが家の居間で転がるボールや、ポアンカレの天体には見向きもしなかった。量子力学の研究成果は、物理学の世界を大混乱に陥れた。三世紀ものあいだ、ニュートンの法則は万能だと誰もが安心しきっていたのに、原子は彼の運動法則に従わないことが明らかになったのである。原子は物質の構成要素なのに、物質と同じ法則が成りたたないなんてどういうことだ？　物理学者のリチャード・ファインマンは言った。例外が規則を証明するなんて……嘘っぱちだと。[12]　原子、分子、亜原子粒子は、居間の床に置いたボールと同じふるまいはしない。というよりそれらはボールですらなく、波なのだ！　いや、波でもない。波のような性質を持つエネルギーのかたまりなのである。

量子の世界では常識はずれのことが起きる。たとえば光子には質量はなく、あるのは角運動量だけだ。電子はなぜ軌道上にあるのか。ニュートンの法則でも、マクスウェルの古典電磁気学でも説明がつかないこの疑問に答えを見つけるために、量子論は発達した。そして分子内の粒子や原子に関しては首尾よく説明して、そこからトランジスタやレーザーが実用化された。だが量子力学には、哲学的な問題も潜んでいた。シュレーディンガー方程式は、波の働きが時間とともにどう（可逆的に）変化するかを決定論的に記述したものだが、ある時間に電子が軌道上のどこにあるかは予測できない。あくまで確率だけである。仮に電子の位置を数値で測定できるとしても、測定という行為自体が関与したら最後、何もしなかったときの値にはならない。二つの物理的性質を、同時に正確に知ることはできないからだ。どちらかの性質を（測定で）精密に把握すればするほど、もういっぽうの精度は落ちる。軌道上の電子の場合、二つの性質は位置と運動量だ。位置を測定すると運動量が変わる。その逆もまたしかり。理論物理学者ヴェルナー・ハイゼンベルクは、それを「不確定性原理」と名づけた。不確定性は、物理学者と決定論的な立場にとってうれしいものではなく、いやがうえでも発想を転換せざるを得なかった。いまから半世紀以上も昔、ニールス・ボーアは一九四八〜五〇年のギフォード講義と、それに先だつ一九三七年の論文で、決定論にこう釘を刺している。「原子物理学では、因果関係という理想は……放棄することを余儀なくされた」[13]。ハイゼンベルクに至ってはこうも言っている。「私自身は、非決定論は一貫して矛盾しないと思うし、必要であるとさえ思う」[14]

もうひとつ隠れているのが、時間と因果関係の問題だ。因果関係について考えるときに出てくる二つの厄介者、それが時間と意味論だ。「原因」という言葉を考えなしに使うと、「どうして？」という言葉を覚えた二歳児に質問ぜめにされるように、問いと答えが際限なく繰りかえされることになる。最後に行きつくのは原子と亜原子粒子だというのは、決定論者や還元主義者がよく指摘するところだ。だがここで根本的な問題にぶつかる。システム理論学者で、ニューヨーク州立大学ビンガムトン校の名誉教授であるハワード・パッティーは次のように書いている。

物理学の微視的な方程式は時間対称であり、それゆえ概念上では可逆性がある。したがって因果関係という不可逆の概念は、微視物理学の法則では正式な裏づけたりえない。どうしても法則を使うのであれば、あくまで主観に基づいて言葉で法則を解釈することになる……この時間対称性ゆえに、可逆的な力学で記述される系は、測定、記録、記憶、制御、原因など本質的に不可逆な特性を形式として（統語論的に）生みだしえない……したがって因果関係、とくに下方の因果関係といった概念は、微視物理学の法則のレベルでは、根本的に説明要素としての価値をほとんど持たない(15)。

意味論上の問題として、パッティーはさらに「因果関係の概念は、統計的モデルと決定論的モデルではまったく意味が異なる」と述べ、こんな例を紹介している。温度変化の原因は?とたずねられたとき、決定論者であれば微視的事象を引きあいに出すだろう。すなわち、衝突によって運動エネルギーを交換した分子が原因だということだ。しかし疑いぶかい者が頭をかきながらこう指摘するにちがいない——計測装置でわかるのはそうしたエネルギー交換の平均値であって、すべての分子の初期状態を測定できるわけではありません。平均値はあくまで統計のプロセスで得るのですよと。微視的な決定論モデルにおいて、平均は観察できない。だがそこにはリンゴもオレンジもいっしょに入っているのだ。パッティーは、どちらかのモデルにだけ肩入れする人たちを制し、両者は補完関係にあるからどちらも必要なのだと諭《さと》す。「ここで言う補完は、ボルツマンおよびボーアの論理的非還元性の意味で使っている。すなわち補完しあうモデルは、形としては両立しえないが、どちらも必要だということだ。どちらかのモデルが、もういっぽうから導きだされたり、もういっぽうに還元したりすることはない。偶然を必要から、あるいは必要を偶然から導きだすことはできないが、どちらも必要なのだ……したがって決定論的な原因の概念と、統計的原因の概念は同じではない。決定論と偶然は、補完しあう二つの世界モデルから生まれている。世界は決定論なのか、確率論なのかという議論は時間の無駄だ。なぜならそれは形而上的な問いであり、経験的にどちらかに決められることではないからである」。名誉教授になった暁《あかつき》には、こうやって周囲を黙らせたいものだ。

もちろん決定論者の多くは、決定論での原因の連鎖は粒子ではなく事象の連鎖なのだから、原子や亜原子粒子に還元などするはずがないと息まくだろう。むしろ行きつくのはビッグバンだと。アリストテレス哲学では、物質的な原因ではなく有効な原因のつながりを連鎖と呼ぶ。

創発

私は娘婿にしたり顔で指摘する。床はボールの原子に影響を及ぼさないと。ところがあいにく彼は無類の読書家であり、際限のない好奇心の持ち主だ。ニュートンの法則が通用しないのは原子レベルだけであり、超精密な測定装置を持つ物理学者もさすがにそこでつまずく。「いま私たちが論じているのは、原子ではなくボールですよ。お義父さんが言っているのは別のレベルの秩序で、それはここでは通用しません」。そしてこのうぬぼれ野郎は創発の話を持ちだしてきた。創発とはミクロレベルの複雑系において、平衡からはほど遠い状態（無作為の事象が増幅される）で、自己組織化（創造的かつ自然発生的な順応志向のふるまい）が行なわれた結果、それまで存在しなかった新しい性質を持つ構造が出現し、マクロレベルで新しい秩序が形成されることだ。(16) 創発には「弱い創発」と「強い創発」の二種類がある。弱い創発とは、元素レベルの相互作用の結果、新しい性質が出現すること。創発された性質は個々の要素に還元できる。つまりレベルが進んでいった段階を把握できるわけで、決定論的な立場と言える。これに対して強い創発では、新たに出現した性質は部分の総和以上なので還元できない。無作為の事象が拡大していくので、基礎的な理論や、別レベルの構造を支配する法則を理解したところで、性質の法則性が予測できない。物理学者たちがつまずくのはここだ。説明のつかないことが嫌いな彼ら（および彼らの左脳にあるインタープリター）は、そういうものだと受けいれざるを得ない。ただしイリヤ・プリゴジンには、うれしいことがひとつあった。「時間の矢」が、高次かつマクロかつ構造的なレベルで出現する創発性質であることがはっきりしたのだ。生物系を見ればわかるが、マクロレベルでは時間が重要になる。創発が当てはまらないのは物理法則だけで、有機的な系では例外なく起きる。都市はレンガから創発する。ではビートルズの熱狂的なファンは？ある性質を創発と呼ぶだけでは、創発もその過程も説明できない。何が起きているかを適切に記述するためには、適切なレベルに置く必要がある。

　読者諸兄はご存じないかもしれないが、著者は自著のタイトルに関して全面的な決定権を有しているわけではなく、最終選択は版元から（不可解な形で？）創発する。私自身、近著に『フェーズ・シフト』というタイトルをつけたかった。水が氷になるといった物質の位相変移《フェーズ・シフト》は、分子構造の変化が異なる性質を生みだす。人間の脳と、それ以外の動物の脳のちがいもまた、神経構造の変化によって新たな性質が出現したことにある――私の好きなアナロジーだ。だが版元はいい顔をせず、結局『ヒューマン』（邦題『人間らしさとはなにか？——人間のユニークさを明かす科学の最前線』〈柴田裕之訳、インターシフト〉）になった。物理学者のほとんど（と私の娘婿）にとって明白なのは、構造レベルが異なれば組織も異なるということだ。そこでは異なる法則のもとで、まったく異なる相互作用が行なわれている。別の構造から新たな構造が出現することもあるが、予測はできない。これは水から氷という基本的な変化にも当てはまる、と物理学者ロバート・ラフリンは指摘する。氷の結晶には一一の位相があることがこれまでに確認されているが、そのどれひとつとして、第一原理からは予測できないのだ。(17)

わが家の居間を転がるボールは原子で構成されていて、量子力学で説明できるふるまいをする。ところが微視的な原子が集まって大きなボールになると、新しいふるまいが出現し、それはニュートン力学で説明される。ニュートンの法則は根本的なものではなく、創発性がある。すなわち粒子が集まって巨視的な液体や固体になったときに有効になる。これは集団組織的な現象だ。原子のふるまいを観察してもニュートンの法則は予測できないし、ニュートンの法則から原子のふるまいを予測することもできない。先駆状態には存在しなかった新しい性質が出現するのだから。これが還元主義者のみならず、決定論者の仕事をぶちこわしにした。すでに見たように、決定論ではすべての事象、行動はあらかじめ決まっており、事前に予測できることになっている（すべての変動要因がわかっていればだが）。けれども、たとえ原子の変動要因がわかっていたとしても、そこからニュートンの運動法則を予測することはできない。水が凍るときの状況から、どんな結晶になるかも予測できないだろう。

物理学者がしっぽを巻き、決定論の裏口からこっそり逃げだしたのは、カオス理論も一因だが、量子力学と創発に拠るところが大きい。リチャード・ファインマンが、一九六一年にカリフォルニア工科大学の新入生を前に行なった講演のなかで、こう宣言したのは有名な話だ。「そのとおり！物理学は降参した。特定の状況で何が起こるのか、予測するすべを我々は持たないし、そんなことは不可能だとわかった——予測できるのは異なる事象ごとの確率だけだ。自然界を理解したいという物理学の理想が削られたと言わざるを得ない。ある意味後退でもあるが、それを避ける方法を誰も見つけられなかった……だから当面は、確率計算に専念するとしよう。『当面』と言ったものの、永遠に続きそうな気がしてならない。この謎を解明するのは不可能であり、これが自然の真の姿なのだ[18]」

創発という現象の頭上に漂っている重大な疑問、それは予測不可能な状態が一時的なものなのかということだ。それがわかっていない以上、たとえ知りえないことだとしても、決めつけるのは早計だろう。アルバート・アインシュタインは、無作為に見えるのは基本の性質を知らないだけだと考え、ニールス・ボーアは、確率分布は根本的なもので還元不能だと信じていた。説明がついたように思える例があることはあるが、アデルファイ大学で複雑系科学を研究するジェフリー・ゴールドスタイン教授は、その例が実は創発ではないことが問題だと指摘する。ただしストレンジ・アトラクター(†)の場合は、「数学的な定理が、侵しがたい予測不能性の裏づけになっている」という。

しかしマギル大学の哲学者で物理学者のマリオ・ブンゲは、「創発は説明されても創発だ」[19]と述べている。あるレベルが突きつめれば別のレベルに由来するとしても、「古典的な概念を完全に捨ててしまうのは愚行でしかない。なぜなら形や粘性や温度といった古典的性質は、量子的性質、つまり回転や不可分性と同じく現実のものだからだ。つまり量子レベルと古典レベルの区別は、記述と分析のちがいというだけでなく、客観的な線引きなのである」

いっぽう神経科学の世界では、決定論がいまだに深く根をおろしている。いわゆる「固い決定論」者はレベルがひとつだけでないことをなかなか認められない。それでいて、高次元の創発がまったく新しい現象を引きおこす可能性も受けいれがたい。いったいなぜ？　脳には自動的な機能がたくさんあり、意識的経験はかならず事後に起こるから？　ここでもう一度、脳が何のために存在するのか考えてみよう。神経科学者はそういうことに目を向けない傾向があるが、脳は意思決定装置だ。ありとあらゆる情報源からデータを集めては瞬間的な意思決定を繰りかえしている。情報を集めて計算し、決定を下す。意識的経験の感覚が得られるのはそのあとだ。意識が後づけの経験であることは、ちょっとした実験ですぐに体感できる。指先で鼻に触れると、指と鼻に同時に感覚を覚える。けれども鼻の感覚を脳の処理領域に伝えるニューロンは、長さが八センチ弱しかないのに対し、手の感覚を脳に届けるニューロンは、長さが一メートルに達する。神経信号の速度は変わらないので、

† アトラクターとは時間経過とともにある力学系が向かう集合である。そのなかでフラクタル構造を持つ複雑な集合はストレンジ・アトラクターと呼ばれる。（ウィキペディア英語版）

二種類の信号が脳に到達するのに数百（二五〇～五〇〇）ミリ秒の差があるはずだが、当人には意識されない。感覚器官から受けとった情報を処理した結果、神経信号は脳に同時に到達していないにもかかわらず、指と鼻が触れたのは同時であるという決定が下されたのである。意識的経験はそのあとに起こった。意識には時間がかかる。しかもそれがやってきたとき、作業はもう終わっているのだ！

意識は後手に回る

意識の時間差は二五年以上前から繰りかえし報告されてきた。カリフォルニア大学サンフランシスコ校の生理学者ベンジャミン・リベットは、神経外科手術の最中、覚醒している患者の脳に刺激を与えてみた。そこは手を担当する領域だったにもかかわらず、患者が手に感覚を覚えるまでに時間差があった[20]。その後の実験では、行動開始に関わる脳の活動が、実際の行動の〇・五秒前に起こっていたことがわかったが、これは当然だろう。驚いたのは、被験者が行動を意図する〇・三秒前から、脳内では関連する活動がすでに高まっていたことだ。このように意識的な決定より早く脳内で起きる電位上昇は、準備電位と呼ばれている[21]。

リベットの実験結果は初期の心理学者も予測していたことだったが、それ以降実験の方法はより精巧になっていった。ｆＭＲＩで観察できるようになった今日、脳を静的システムと見なす研究者はひとりもいない。脳は休みなく活動し、たえず変化している動的システムなのである。二〇〇八年、ジョン＝ディラン・ヘインズを中心とする研究グループは、こうした最新技術を活用してリベットの実験をさらに発展させた。[22] そして、ある傾向が生じるときは、それが意識にのぼる一〇秒も前から脳にコード化されていることを突きとめたのだ。脳はその持ち主が意識する前から活動していた。それどころか、脳のスキャン画像から次の行動が予測できてしまう。これは衝撃だ。本人がその欲求を意識する前から、行動が無意識に始まっているのだとすれば、意志の原因としての意識の役割はなくなり、行動を起こそうとする意識的な意志はただの幻想となる。だがそれは思考の道筋として正しいのか？　私はちがうと思いはじめている。

固い決定論者が振りかざす因果連鎖論法

神経科学における固い決定論者の言い分を、私は因果連鎖論法と呼んでいる。

（1）精神の成立を可能にしているのは脳であり、脳は物理的実体である。
（2）物理的世界があらかじめ決定されている以上、脳も決定されていなければならない。
（3）脳があらかじめ決定されており、なおかつ脳が精神を成立させるうえで必要にして十分な器官であるならば、精神から生じる思考もまた決定されていると考えられる。

（4）したがって自由意志は幻想であり、自らの行動に責任を持つとはどういうことか、その意味を改めなくてはならない。

要するに自由意志の概念に意味などないということだ。自由意志は脳の働きが解明される以前に出てきた概念だから、いまはもう用なしだというわけである。

主張（1）に関しては、神経科学者のあいだで異論はないだろう。詳細はともかく精神を成立させているのはたしかに脳だし、脳が物理的実体であることはまちがいない。しかし主張（2）になると脇が甘くなり、守備にほころびが出てくる。物理的世界はあらかじめて決定していて予測可能かどうかは、物理学者も胸を張って断言できなくなっている。複雑系の非線形数学では、将来を厳密に予測することは不可能だからだ。そうなると、思考があらかじめ決定されているという主張（3）も足元が怪しくなる。神経発火のパターンによって特定の思考が生じるとすれば、あらかじめ決まっていると言えるのではないか。そう考える神経科学者も一部に存在するが、神経系の活動を支配する決定論的な規則については何の手がかりもない。それはニュートンの法則が万能だと信じられていた時代に、物理学者が頭を悩ませていたのと同じ問題だ。ニュートンの法則は、あらゆるレベルの構造に通用するわけではない。どのレベルについて述べているかが肝要で、より高いレベルが出現したら新しい規則が適用される。量子力学は原子の規則、ニュートンの法則は物体の規則であり、どちらかがもういっぽうを予測することはぜったいに不可能だ。では、ミクロレベルの神経生理学でニューロンや神経伝達物質についてわかってきたら、そこから意識的思考、脳が生みだす成果、心理学的な知見を予測する決定論的モデルを構築できるのだろうか。脳幹、大脳辺縁系、大脳皮質という「三つの脳」の出会いがもたらした結果となると、さらに厄介になる。ミクロの物語から、マクロの物語を引きだすことはできるのか？　私はできないと思っている。

すべての精神状態は、まだ発見されていない神経的状態に対応していると主張するのが、ブレインステート論者、すなわち神経還元主義者だ。だが彼らが自説の正しさを証明できるとは思えない。意識的思考は創発性の性質だ。それは説明できるものではなく、ちょうどソフトウェアとハードウェアの関係のように、精神は脳に完全に依存すると同時に、脳からは独立した性質であることを現実として、あるいは抽象概念として認めるだけである。精神機能の完全なモデルを一から構築できるとはとても思えない。それでもできると考える人には、イセエビと生物学者がちょっと待てと制止してくれる。

イセエビ問題

イヴ・マーダーは、イセエビの単純な神経系と、そこから起こる消化管の運動パターンを研究してきた。そして神経ネットワークのすべてのパターンを、ニューロン一本、シナプス一個に至るまで克明に特定し、神経伝達物質の効果を左右するシナプスの活動をモデル化した。決定論的に言うならば、そうした情報を手に入れ、マッピングした以上は、イセエビの消化管の機能を解明し、記述できるはずということだ。この小さくて単純な神経系でも、マーダーたちがシミュレートしたシナプス伝達強度とニューロン特性の組みあわせは、二〇〇〇万通り以上になった。[23] そのうち自然な状態で観察される運動パターンを生みだす適切な活動は、およそ一～二パーセントしかないことがわかった。割合としてはごく小さいが、それでも一〇万～二〇万通りの異なる組みあわせで、いつでもまったく同じ運動が導きだされる（単純な消化管なのに！）。多重実現可能性――一種類の行動を生みだすシステムでも、それを動かす方法がたくさんあるということ――とは哲学の概念だが、神経系でも立派に発揮されていることがわかった。

同一の行動を導きだすネットワーク構成の組みあわせが驚くほどたくさんあるとなると、行動に至るプロセスを、単一ユニット分析と分子レベルのアプローチで解明することなどできるのだろうか。これは還元主義の神経科学者には大きな問題だ。神経回路をいくら分析しても、理解できるのは仕組みだけで、実際どう働いているかはわからないからだ。特定の行動を神経科学で具体的に説明することがいかに難しいか、ということにもなるだろう。マーダーの研究は創発という概念の裏づけに等しい――ひとつの結果をもたらしうる状態が無数にある以上、ニューロンをいくら研究しても正しいレベルの説明に到達できない。神経科学者は絶望するしかないのか？

だが物理学者のジョン・ドイルはへこたれないどころか、そんな議論すら不要だと考える。構成要素と変動要因の数が増えれば、存在しうる回路の集合もすさまじい勢いで拡大する。機能する回路の集合は存在しうる回路よりも小さいが、こちらも指数関数的に大きくなるだろう。ただし機能する回路の集合は、全体集合のなかではほとんど消えそうなぐらい小さい。存在しうる組みあわせがどんなに増えようとも、そのなかで機能する組みあわせはごく小さな割合に過ぎないのだ。

イヴ・マーダーたちがイセエビの研究で発見したのはまさにそのことだ。しかもこの関係はイセエビだけに留まらない。たとえば、とドイルは書いている。「英語には膨大な単語があり、その数はおよそ10^5個だ。たとえばorganizedという単語は……九個の文字で構成されている。この九個の文字の組みあわせは三六万二八八〇通りだが、意味のある単語になるのはひとつだけだ。roaginezdのように文字を適当につなげただけでは単語にならない。それでも英語にはおびただしい数の単語がある」。ドイルが指摘しているように、これは脳の階層システム説と矛盾しないという意味で好ましい。階層はいいことずくめだ。そこからは頑健性《がんけんせい》という発想が出てくる。階層の下のほうは、創発性のある上層を支える頑健だが柔軟なプラットフォームだ。

マーダーの研究は、神経科学が抱える問題を明るみに出した。神経科学の課題は、脳の各階層の相互作用を理解すること、さらにはその相互依存的な作用をどうとらえ、どんな概念や用語を紡ぎだしていくかということだ。そうした立場から取りくめば、創発など各種概念の真の意味が明らかになるばかりか、階層どうしの実際のやりとりについても洞察が得られる可能性がある。

前述の主張（3）——精神から生じる思考はあらかじめ決定されている——が正しいと仮定すると、続く主張（4）で自由意志は幻想だということになる。両立主義——すべてが決定づけられている宇宙にあっても、多少なりとも主張することによって人間は考えを自由に選択できる——の長い歴史はさておき、自由意志について論じるのは、つまりいったいどういうことなのか。「そりゃ自分で決める自由は持ちたいよ」。たしかにそうだが、自由とは何からの自由なのか？　人生経験から自由になりたいわけではあるまい。決断には経験が必要だ。自身の気質からでもないだろう。それがないと決断の方針が定まらない。私たちは因果関係を使って予測するから、そこから自由になりたいわけでもない。フットボールをキャッチしようとする選手は、タックルをかわしながら走る速さと軌道を維持するために、身体が行なっている自動調整から自由になりたいとは思わない。進化がつくりあげた精巧な意思決定装置から自由になるのも論外だろう。ではいったい何から自由になりたいのか？　この問いがちょっとした波紋を呼ぶことは容易に想像がつくが、ここでは別の視点からシステムについて論じていこう。

ニューロンの研究だけではタンゴは予測できない

何千年ものあいだ、哲学者とそれ以外のほとんどすべての人びとは、精神と身体はひとつなのか、別々なのかを議論してきた。人間は身体だけではなく、本質とか魂とか精神とか、呼び名はどうあれあなたを「あなた」という存在、私を「私」という存在たらしめている何かがあるという考えを二元論と呼ぶ。二元論の代表格がデカルトだろう。物質的な自己の先に本質があるという考えはあまりになじみが良いので、他者を身体的特徴だけで説明しようとすると、違和感を覚えるほどだ。アメリカ合衆国最高裁の判事を務めたサンドラ・デイ・オコナーに最近会った友人は、彼女の身長や髪の色、年齢にはいっさい触れず、「威勢がよくてばつぐんに頭が切れる」と評した。つまりオコナーの精神面の特徴を取りあげたのだ。脳科学においては二元論に取ってかわった決定論だが、人間の行動、それに責任と自由の感覚を説明できるには至っていない。

私たち神経科学者は、個々の脳という誤った構造レベルから見ているのではないだろうか。行動にしても、責任や自由の感覚にしても、多くの脳の集団相互作用で見いだされる創発的な性質だ。マリオ・ブンゲは、神経科学者は「関心の対象を単独の個人としてではなく、文脈《コンテクスト》として扱うべきだ」と指摘する。物理学者にはなじみにくい発想だが、ボトムアップのアプローチではとらえきれない何かが起こるということは、多くの物理学者も受けいれている。自然科学における還元主義は、創発原理に揺さぶりをかけられてきた。個々の要素の総和では予測できない新しい性質を、システム全体が獲得するからだ。新しいシステムは部分の合計より大きいという格言を口にしたくなってくる。そこではあるスケールから次のスケールへの位相の変移、組織構造の変化が起こっているのだ。なぜ私たちは、自由と自己責任の感覚を信じて疑わないのか。「私たちがそれらを信じる理由は、たいていの創発と同じく、それらに気づいているからだ」。物理学者ロバート・ラフリンは、水から氷といった位相の変移について論評しているが、それは責任と自由の感覚について語ったのと同じなのかもしれない。

ノーベル物理学賞を受賞したフィリップ・W・アンダーソンは、一九七二年に発表した独創性あふれる論文「多は異なり（More Is Different）」のなかで創発に触れ、ミクロの物語からマクロの物語は得られないと再度強調した。「この種の思考に見られる大きな誤りは、還元主義の仮説がどう見ても『構築主義』につながらないということだ。すべてのものを単純な基本法則に還元できるからといって、その法則から出発して宇宙を再構築できるとはかぎらない。それどころか、素粒子物理学者が基本法則の性質について私たちに語れば語るほど、それ以外の科学、ましてや社会が抱える現実の問題から遠ざかっていくように思える」[24]。アンダーソンは生物学者や、そしてもちろん私たち神経科学者にも釘を刺す。「背景にあるのは素粒子物理学者と彼らの集約的な研究かもしれないが（陽電子の発見者は「あとは化学の仕事だ」と言った）、よくある風邪から精神疾患、本能的な信仰心まで人間のすべてを化学だけに還元しようとする一部の分子生物学者の研究からは脱却しなければならない。人間の行動とDNAのあいだには、DNAと量子電磁力学のあいだよりたくさんの組織レベルが存在しており、各レベルにまったく新しい概念構造が求められるのだ」

一九九八年にノーベル物理学賞を受賞したロバート・ラフリンの名著『物理学の未来』（水谷淳訳、日経BP社）には、創発への探求がようやく出発点に来たと書かれている。「いま我々は世界観の変容を目の当たりにしている。自然を小さな部分に分割して理解するのではなく、自然がいかに自己組織しているかを理解する方向へ目的が変わりつつあるのだ」

微視的な構成要素を理論で完全に解きあかしたところで、それらがどうやって興味ぶかい高分子構造を形成するのか、そこに至るプロセスがどう働いているのかを普遍化してくれる新しい理論体系は浮かびあがってこない。物理学者もそれは気づいている。自然のそうした仕組みは疑いようはないが、それを理論化し、予測し、理解できるかというと、リチャード・ファインマンはできる可能性が高いと答え、フィリップ・アンダーソンとロバート・ラフリンは不可能だと考える。神経系さえわかればそれ以外もすべて理解できるという構築主義の上向きの因果関係的な立場は、この問題を考える方法としてふさわしくない。

創発は、物理学、生物学、化学、社会学、さらには美術でも認められている共通の現象だ。支配する法則のすべてで対称性を証明できないと、その物理系は自発的に破れているとされる。対称性の破れという概念、すなわち創発はとても単純だ。集団になると、根底にある規則には含まれていない性質や傾向を自発的に獲得する。生物学での古典的な例は、ある種のアリやシロアリがつくる巨大な塚だ。こうした塚はアリのコロニーが一定サイズに達したときだけ出現するのだが（多は異なり）、小規模なコロニーでのアリ一匹一匹の行動をいくら調べても予測できない。

それでも創発に激しい拒絶反応を示す神経科学者は多い。彼らは部屋の隅にうずくまり、ひたすら頭を横に振っている。やっと脳からホムンクルスを追いだし、二元論を打破し、機械のなかの幽霊を退散させて喜んでいたのに。そいつらが舞いもどってこないようにがんばってきたのに。創発などという概念を取りいれたら、脳以外の何かが仕事をしているということになり、決定論的装置である脳に幽霊を復活させてしまう。だから創発はもうけっこう！　だがそんなとらえかたは誤りだと私は思う。創発は謎の幽霊ではない。あるレベルの組織から別のレベルに移ることだ。たったひとりで無人島に流れついたとき、あるいは雨降りの日曜の午後をひとりで過ごすときに、上司が自宅で開くカクテルパーティに出席したときと同じ規則でふるまうはずがない。

組織には異なるレベルが存在する——それが創発を理解する鍵だ。以前も紹介したことがあるが、私が好きなたとえがある。自動車の部品、たとえばカムシャフトを単独で見ただけで、高速道路が月曜から金曜の午後五時一五分に渋滞していることを予測できるだろうか？　ブレーキパッドだけでは、渋滞が起きるかどうかはわからない。つまり部品のレベルでは交通量を分析できないのだ。自動車のホイールを発明した者は、ロサンゼルスを通る四〇五号線の金曜夜の状況を思いえがいていたか？　部品はもちろんだが、一台の自動車だけでも渋滞は予測できない。多数の自動車と運転手、場所と時間、天候、社会、その他もろもろの要素が集まったレベルで、初めて予測が可能になる。部品からは引きだせなかった新しい法則が出現するのだ。

脳でも同じことだ。脳は経路に沿って自動的に意思決定を行なう装置だが、単体の脳をどれだけ調べても、責任感の正体に光を当てることはできない。責任感は人間が発揮する特質のひとつだが、それは社会的なやりとりから生まれる。脳がひとつだけでは社会的なやりとりはできない。最低でも二つ以上の脳が関わると、そこに予測のつかないことが起こりはじめ、それまで存在しなかった新しい規則が定まっていく。この規則にしたがって獲得された性質が、責任感であり自由なのである。どちらも脳のなかでは見つからない。ジョン・ロックは言っている。「意志が意味するものはほかでもない、選択する力であり、能力である。そして意志を精神的能力としてとらえるならば――何かを実行できるわけではないので――、意志が自由だとか、自由でないと語ることの不合理さがおのずと見えてくるだろう」[25]。責任感と自由が存在するのは、人間どうしのやりとり、つまり脳と脳のあいだの空間である。

神経科学者の神経をさかなでする方法

人間の行動を生みだすのは、経験を指針として確率で決定するシステムである――現代神経科学ではそれが定説となっているが、では経験はどんな風に指針の役割を果たしているのだろう? 脳が意思決定装置であり、その判断材料として情報を収集しているとすれば、何らかの経験や社会的相互作用から生じた精神状態が、将来の精神状態に影響したり、制限を加えたりすることもあるのだろうか? フランス人なら、上唇を突きだしてため息をつき、肩をすくめて「いや、そんなの当たり前だし」と言いすてるだろう。神経科学者、もしくは哲学者でなければだが。これがつまりトップダウンの因果関係だ。神経科学者が集まったところでトップダウンの因果関係の話をするのは、ケンカを売るに等しい。危険を承知で彼らを自宅に招き、夕食の席でこの話題を持ちだしてみよう。物理学者のマリオ・ブンゲも招待すれば、こう発言するにちがいない。「すべてのボトムアップ分析は、トップダウン分析で補うべきだ。なぜなら全体は部分を抑制するからだ。金属構造の成分に見られる緊張状態、あるいは社会の構成員が感じるストレスを考えるといい。どちらも同じシステム内で他の構成要素との相互作用がもたらしたものだ」

システム制御の専門家としてハワード・パッティーも招待しよう。因果関係は、物理法則レベルでは説明要素としての価値を持たないが、それより高い組織レベルでは価値があるとパッティーは言う。たとえば鉄分不足が貧血を引きおこすことは知っておいたほうがいい。日常生活において因果関係は実用的な意味を持ち、制御可能な事象に役だてられている。鉄分を積極的に摂取すれば、貧血は改善するだろう。物理法則は変えられなくても、鉄分量は変えられる。自動車が前方を走る別の自動車にぶつかったとき、事故の原因は摩耗したブレーキだったと言う。具体的に指摘できて、制御できたはずのことを原因として挙げるのだ。そんなときに物理法則とか、その他制御外の偶然の要因（ほかの車が信号で停止したとか、信号が変わるタイミングとか）を持ちだす者はいない。事故を複雑なシステムの結果と見なすのではなく、「それだけで事故を防げた可能性があり、なおかつ起こりうる他の結果ともつじつまが合う」単一の要因を原因に特定しようとする傾向こそが、「下向きの因果関係に問題がある理由のひとつだ。言いかえると、近接するいちばん単純な制御構造で原因をとらえようとする。さもないと、分散して併発する原因が無限に連鎖するか、ネットワークになって広がっていくだろう」。要するに下向きの因果関係は無秩序で予測できないということだ。

では制御はどこで関わってくるのか?とパッティーは問う。ミクロレベルではない。なぜなら物理法則は、見る人によって変わったりしない事象間の関係を記述するものだから。「どうして試験でズルをしたの?」と親に詰問された子どもが、「原子が物理法則にしたがったせいだ」と答えたら? それはたしかにすべての事象の普遍的な原因ではあるが、たとえ親が還元主義者であっても、子どもは大目玉を食らうだろう。言い訳をするなら、制御が効く段階までいくつかレベルを引きあげる必要があった。制御とはある種の制約である。制御とは、太るとわかっているからドーナツに手を出さず、もし見つかったらえらい目にあうから試験でズルをしないことだ。制御は創発特性なのである。

神経科学で下向きの因果関係を論じるとなると、精神状態が身体状態に影響する話になる。マクロAレベルで発生した思考が、身体的なミクロBレベルのニューロンに影響を与えるということだ。最初に湧く疑問は、ニューロン(ミクロB)から創発的な思考(マクロA)へどうやって到達するのかということだ。サンタフェ研究所の理論生物学者、デヴィッド・クラカワーは次のように書いている。「上方の行為を生みだすために必要な情報をすべて含む有効な変動要因を下方から見つけるのがコツだ。こうなると科学であると同時に芸術でもある。ボトムアップの因果関係(ミクロBレベルのニューロンからマクロAレベルの思考へ)は扱いにくいうえに、理解できない可能性がある。『トップダウンの因果関係』とは、マクロAが実効性のある高次変動要因およびダイナミクスとして、そしてミクロBが微視的ダイナミクスとして表現されるとき、マクロAがミクロBの原因になるということだ。物理的にはすべての相互作用は微視的(B-B)だが、微視的な自由度がすべて関わるわけではない[26]」。すなわちミクロBがマクロAを生じさせることは可能でありながら、マクロAはミクロ

Bで構成されているのである。

たとえば、とクラカワーは続ける。パッティーの世界でコンピューターのプログラムをつくったり、コンピューターを制御するとき、「インターフェースとなるのは複雑な計算を実行する物理系だ。我々がプログラムを書くのはミクロBの電子レベルではなく、もっと高次で有効な理論のレベル、すなわちマクロAだ（Lispでのプログラミングなど）。これは情報をいささかも損なうことなく、微視的物理学に落としこむことができる。したがってAはBの原因である。もちろんAは物理的にBからできており、コンパイルの全工程はB物理を伴うBだ。ただし我々の見解にしたがうならば、Bの集団行動をAのプロセスと見なすこともできる」

わが家の居間に戻ってみると、原子が集まって床を転がるボールを生成しており、ボールを構成するのはあくまで原子だ。私たちが目にしているのは、ボールという高次組織レベル（マクロA）での、原子の集団行動（ミクロB）なのである。ボールのふるまいはニュートンの法則にしたがっているが、ボールを構成する原子は異なる法則で独自の動きをする。脳科学では、マクロAの状態に怒り、語気、展望といった概念を用いる。私たちの目に飛びこむのは、粒子が粗く変化しやすいA状態だが、その向こうにはミクロB状態が存在している。クラカワーはこう語る。「我々がAレベルとうまくなじんでいるのは、内面的な意識に限度があるおかげだ。意識に到達する前に、何かがコンパイル作業を行なっている。だからAもしくはコンパイラーを思考言語と考えていいのかもしれない。我々はミクロBレベルにある装置と分かちがたく結びついているものの、ほんとうはAレベル向きだとわかっている」

「さらに掘りさげて言うなら、こうした高いレベルがないとコミュニケーションは不可能だ。さもなければ、動かしたい粒子をすべて言葉で指定しなくてはならない」。別レベルで沸きかえっている豊満なシステムを制御するには、創発が起こることが絶対不可欠なのである。粒子物理学から原子物理学、化学、生物化学、細胞生物学、生理学まで、層を成す多種多様な創発系が立ちあがっては精神プロセスに入りこんでいるということだ。

相補性はイエス、下向きの因果関係はノー

ある精神状態が出現したら、そこに下向きの因果関係は存在しているか。思考はその製造元である脳を制約することがあるのか。全体は部分を制約するか。いずれもこの業界では一〇〇万ドルの価値がある古典的かつ重要な疑問だ。これはよく次のように表現される。時間1において、物理的状態P1が精神状態M1を生みだすとする。そこから少しだけ時間が経過した時間2には、別の物理的状態P2があり、それが精神状態M2を生みだす。M1からM2にはどうやって移ったのか？

これが難問だ。精神状態は脳内のプロセスから生じるわけだから、脳の関与なしにM1が直接M2を生成することはないだろう。P1からP2、さらにM2になったのだとしたら、精神活動はただのひやかしで、何の仕事もしていないことになる。それでは誰も納得しない。下向きに制約をか

けるプロセスにおいて、M1はP2を手引きしてM2に影響を与えているのだろうか？　これは難問だ。

この問題を考えるささやかなヒントは、遺伝学からもらえるかもしれない。遺伝学では、遺伝子の複製は単純な上向きの因果関係システムだと見なすのが一般的だった。遺伝子は糸に通したビーズのようなもので、それが染色体を構成する。染色体は複製を行なって、自身のコピーを生成するというわけだ。しかし実際はそれほど単純ではなく、多様な事象が起こっていることがわかってきた。われらがシステム制御の専門家ハワード・パッティーは、遺伝子型と表現型の記述をコンストラクトにマッピングすることが、上向きと下向きの因果関係の絶好の例であると気づいた。「遺伝子は、酵素をつくる部分の塩基配列を記述する必要があり、反対に酵素はその記述を読みとらなくてはならない……単純に言えば、記号（コドン）で表現される部分は全体（酵素）の構成を制御しているが、全体は部分の識別（翻訳）と構成作業そのもの（タンパク質合成）を制御している」。ここでもパッティーは、「両方がおたがいを補足している」として、上向きと下向きのどちらがより重要かを決めたがる声に釘を刺す。

ベンジャミン・リベット的事実、つまり脳は持ち主がそれを意識する前に何かしているという主張を前にして、私たちがあっけなく陥ってしまう推論の罠が見えてくるのは、こうした分析に触れたときだ。時間の矢がすべて一方向に向かい、すべてのことにはその前に原因があると決めてかかると、相補性の概念を見失ってしまうのだ。私たちが意識的に認識する前に脳が活動しているからといって、それがどうしたというのか？　意識は専用のタイムスケールを持つ独自の抽象作用であり、そのタイムスケールはあくまで意識にとって「いま」なのだ。したがってリベットの主張は正しくない。ソフトウェアの機能がトランジスタに存在しないのと同じで、行動は脳に存在するわけではないのだ。

行動の道筋を定める作業は自動的かつ決定論的だ。それをある時点でモジュール化して推進するのはひとつの物理系ではなく、数百、数千、いや数百万の物理系である。実行された一連の行動は意志的な選択のように見えるが、実は相互に作用する複雑な環境がそのとき選んだ、創発的な精神状態の結果なのだ。[27]内外で生まれる相補的な要素が行動を形づくっている。脳という装置はそうやって動いているのである。下向きの因果関係は私たちを惑わせるだろう。ジョン・ドイルが言うように、「原因はどこにある？」とつい探りたくなる。しかし実際は、つねに存在しているいくつもの精神状態と、外からの文脈の影響力がぶつかりあっているなかで、脳は機能している。そのうえで、私たちのインタープリターは「自由意志で選択した」と結論づけているのである。

話がかなりややこしくなった。この先は社会的な文脈と、個々の行動が受ける社会的な制約について考えていこう。集団レベルでもおもしろいことが起こっている。

第5章 ソーシャルマインド

赤ん坊を抱きあげて、顔の前で舌を出してみよう。赤ん坊も舌を出すはずだ。二人のあいだで心が通いあったかのように。赤ん坊は舌を出す行動を学習したわけではない。相手の行動を自動的に模倣しただけだが、その結果として社会的な結びつきらしきものが生じた。まさかと思われるだろうが、これはけっこう次元の高いコミュニケーションなのである。まず赤ん坊は、相手が模倣の対象（つまりランプではなく生命体）だと認識する。次に相手の舌を見て、自分にも舌があることに気づく。制御できるすべての筋肉から、舌を動かす筋肉を特定して、あっかんべー！　まだ小さな赤ん坊なのに！　どうやって舌が舌であることを知ったのだろう？　いや、そもそも知っていたのか？　舌を動かす神経系の使いかたをどうやって知ったのか？　それに相手が舌を出したからといって、なぜまねをしたのか？

赤ん坊は模倣を通じて社会的な世界に入る。自分が周囲の人たちと同じだと理解し、他の物体ではなく人間の動きをまねする。(1)それができるのは、生物の動きと非生物の動きを識別する神経回路が人間の脳にあって、さらに顔と表情を認識する回路もあるからだ。(2)赤ん坊が社会に参加して他者と結びつきが持てるようになるのは、首がすわり、お座りができて、言葉が出てくるようになってからだ。だがその前でも模倣はできる。赤ん坊はだらりと抱かれたままではなく、模倣行動を通じて、抱っこしてくれる人とつながりを持つ。

第４章では、責任感が社会的な相互作用から生じ、精神が脳に制約を課すと述べた。この章では社会力学が個人の選択にいかに組みこまれ、私たちが生存のために他者の意図や感情や目的をいかに読みとっているか、また社会的プロセスが個人の精神にどう制約をかけているかを見ていこうと思う。だが個人が社会的プロセスの制約を受けるというのは、アメリカ人にとってはいただけない話だ。むきだしの個人主義が良しとされ、「若者よ、西をめざせ！」と勇ましい号令をかけて、孤独なカウボーイのイメージを植えつけてきた国である。「チャールズ・リンドバーグが大西洋を単独横断したそうですよ」と言われたヘンリー・フォンダは、「そんなの大したことじゃない。委員会を結成して横断に成功したというのなら驚きだが」と答えた。アメリカ人の個人主義的思考は、人間そのものや脳の働きを研究するとき、対象への取りくみや注目点に大きく影を落としている。それゆえ個人の心理については多くのことがわかってきたが、神経科学において、社会的相互作用の影響はまだ研究が始まったばかりだ。

――標準装備――社会性は生まれたときから備わっている――

私たちは、社会的な相互作用ができるように生まれたときから配線されている。社会的能力のかなりの部分は、工場出荷時に設定されているのだ。だから生まれてすぐに機能するし、学習する必要がない。生存スキルとは対照的だ。デイヴィッドとアンのプレマック夫妻は、幼児が理解できる社会的概念はあるのか、あるとすればどんな概念かを探ることで、直観的な社会的スキルの研究に先鞭をつけた。図形がまるで目標に向かって進んでいるように（動物さながらに）動く映像を見た被験者は、図形にも欲求や意図を見てとる。このことは一九四〇年代前半の実験ですでにわかっていた。(3) プレマック夫妻は、生後一〇か月から一年二か月の赤ん坊でさえ、目標に向かって自走する図形は意図を持っていると自動的に解釈し、さらに重要なことに、図形どうしの相互作用に肯定的、あるいは否定的な価値を割りあてることを突きとめた。(4) この研究をさらに発展させたJ・カイリー・ハムリン、カレン・ウィン、ポール・ブルームは、生後六〜八か月の赤ん坊も、社会的行動で相手を評価していることを確かめた。目のついた三角形が斜面をのぼろうとすると、円が後押しをして、四角形はじゃまをする。そんなビデオを見た赤ん坊に円と四角形の模型を見せると、「助っ人」の円をつかんだのだ。(5) 他者を評価する能力は、社会を渡っていくうえで不可欠である。言葉もまだしゃべれない赤ん坊でさえ、他者を助ける者とそうでない者を区別していた。この先何年も誰かに世話をしてもらわないと生きていけない赤ん坊にとって、この能力は大きな強みだ。

フェリクス・ヴァルネケンとマイケル・トマセロが、子ども自身の手助け行動がいつから現われるのかを調べたところ、一歳と二か月の赤ん坊も利他的な行動をすることがわかった。(6) うながされたりほめられたりしたわけでもないのに、またそれまでやっていたことを中断してまで、誰かがうっかり落とした物を拾って返してやったのだ。(7) これができるのは、他者に目的があり、それが何であるかを理解しているからだが、それだけではない。非血縁者への利他的行動という、進化的にはまれな要素も含まれている。チンパンジーにもその兆しはあるようだが、ヒトはそれを生後一年二か月でやってのける。[8] どうやら手助けは学習しないとできないことではなく、自然と出てくる行動らしい。トマセロの研究室が行なった別の研究では、生後一二か月の赤ん坊が気前よく情報提供もすることが確認された。誰かの探しものが何かわかったら、それを指さして教えてやるのである。[9] これはチンパンジーにはできないことだ。このように人間には生まれつき備わっていると思われる利他的行動だが、社会経験や文化伝播の影響も受ける点が興味ぶかい。[10] 幼児は三歳を過ぎたころから、生来の利他的行動を抑制することを覚える。過去に何か分けあってくれた者を優先するなど、手助けする相手を選別するようになるのだ。[11] 同じ行動はチンパンジーにも見られ、一部ではあるが互恵的利他主義の特徴が現われている。[12] 就学前の子どもになると、社会の規範や規則も利他的行動を左右するようになる。[13]

社会的行動の起源——数の安全

こうした社会的行動はなぜ生まれたのだろう？　私はヒトの社会的プロセスの進化を二段階で考えることにしている。進化心理学がたえず念を押すのは、私たちの祖先は人口が極端に少ない環境で生きていたということだ。最後の氷河期が終わりを迎え、北アメリカの氷河が後退していた紀元前一万年前でさえ、人の姿はまばらだった。初期のヒト科が、捕食動物から身を守り、狩りで協力するために小さな集団を形成するようになると、社会的な適応が芽ばえはじめる。人類の歴史は、食料源が広く散在していた時代がほとんどだったので、小集団は遊動生活をしていた。人口密度が高くなり、農業が始まって定住生活に移行したのは最近のことなのだ。一九五〇年時点での世界の人口は、それ以前の世界で生まれては死んでいったすべての人類の数にほぼ匹敵する。

人口密度の上昇とともに、第二段階が始まる。どんどん人が増えていく社会を管理し、舵とりするための適応である。現在の世界の人口は約六七億人で、一九五〇年の人口の二倍以上だ。にもかかわらず人類は——ニュースでむごい事件をたびたび見聞きするとはいえ——昔ほど暴力的ではなくなり、うまくやるようになっている。トラブルメーカーの存在はいまも頭痛の種ではあるが、全体に占める割合でいうと五パーセントとかなり少ない。種としての人類は、殺したり、だましたり、盗んだり、痛めつけたりすることを好まない。そうなると、人間の社会的な相互作用や、私たちの精神生活がおたがいに依存していることにどうしても関心が向く。私たちは他者を理解するために、どうやってその情動を認識しているのだろう？　私たちの生活の指針となる道徳的・社会的規則はどんな風につくられていったのか？　そうした規則はあとから学習したもの、それとも生まれつきあるもの？　日々直面する社会的な相互作用をうまく乗りきるためには、どんな能力が必要で、それはどうやって生まれたのか。私たちは個人の規則集にのみ従って生きる合理的な存在なのか、それとも集団力学に乗っとられることもありうるのか？　人はひとりのときでも、集団内にいるのとまったく同じ行動をとるのか。

タンゴはひとりじゃ踊れない

ひとつの脳だけを見ていてはだめだ——神経科学と心理学でも、そうした認識が徐々に浸透しつつある。プリンストン大学でアカゲザルとヒトの発声を研究しているアシフ・ガザンファーは、発声には脳の複数の領域が関わるダイナミックな関係のほかに、他者とのダイナミックな関係が存在すると指摘する。あるサルが発した音声が、別のサルの脳内プロセスを変調させるのである。それはヒトでも同じだ。同じプリンストン大学のユリ・ハッソンは、対話する二人の被験者の脳の活動をｆＭＲＩで観察したところ、聞き手の脳内では話し手の脳の活動が再現されていることがわかった。一部の領域では、先を予測するような反応さえ見られたという[14]。つまり自分のふるまいが他者の影響を受けたのだ。関係する要素を余すところなく理解するには、ひとつの脳を取りあげるのではなく、やはり全体像を眺めなくてはならない。

霊長類学の世界では、何年も前からそうした視点は存在していた。一九六六年、アリソン・ジョリーはキツネザルの社会的行動に関する論文をこう締めくくっている。「霊長類の社会は、知性が発達する前から芽ばえており、知性の成立を可能にし、その性質を決定づけた[15]」。この結論に至る論理は、私の著書『人間らしさとはなにか？』でもくわしく取りあげているが、おおむね次のような流れになる。

ビッグブレインと競争、あるいはパーティスクールの起源

ヒトの脳をひたすら増大させていった原動力については諸説あるが、自然淘汰と性淘汰という二つのプロセスを軸に、主に二つの要因が働いたことが定説となりつつある。ひとつは食生活が改善され、脳の代謝をまかなうに充分なカロリーが食事で摂取できるようになったこと。もうひとつは大集団での生活だ。捕食動物から身を守り、効率よく狩りや採集を行なうには、集団を大きくすることが必要だった。だが社会集団ができると、それはそれで問題が生じる。たとえば、食料や生殖相手など限られた資源をめぐる競争だ。先に紹介したアリソン・ジョリーの見解は他の研究者の支持を集め、スコットランドにあるセント・アンドリューズ大学のリチャード・バーンとアンドリュー・ホワイテンはいわゆる社会脳仮説を提唱した。霊長類は非霊長類よりも複雑な社会的スキルを持っていること、込みいった結びつきの社会で暮らすのは、物質世界で生きるよりずっと難しい（電器店の奥でトースターの修理をするほうが、店頭で接客をするより気楽だ）というのがバーンたちの主張だった。規模が拡大する社会集団で生きのこっていくにはそれなりの認知能力が求められるので、大きくて機能が充実した脳が選択されていったのだ。[16]

サルおよび類人猿の大半は長年継続する集団に属する。資源をめぐる競争相手もよく知った仲間

だ。そんな環境では、相手を巧みに操縦して競争コストを減らせる個体が有利になる。操縦戦術の成否は、隅々まで目を配った社会的知識の有無で決まる。競争で優位に立てるかどうかはあくまで他者の能力との差で決まるので、社会的スキルの「軍拡競争」が脳の代謝と均衡がとれるところまで続く。(17)

だが競争だけでは社会集団のなかで成功できない。協力もしないことには、狩猟などの活動がうまくいかない。そこで発達心理学者のヘンリケ・モルと比較心理学者のマイケル・トマセロが提案したのが、二〇世紀初頭のロシアの心理学者レフ・ヴィゴツキーにちなんだヴィゴツキー知性仮説だ(†)。全般的な認知能力は競争が原動力となって発達したものの、ヒトにしかないと思われる側面(目的や意図を共有する、他者と共同で注意を向ける、協力のために意思を疎通させるなど)を引きだしたのは社会的協力だったというのである。複雑な技術、文化的制度、記号体系などを生みだすには、競争ではなく協力が必要だったのだ。(18)

パーティが大きいほど脳も大きくなる

脳の増大を社会的要素が後押ししたという主張を、一部ながら裏づけてみせたのがオクスフォー

† ヴィゴツキーは、子どもの発達と学習を導くのは両親やそれ以外の他者との社会的相互作用であり、そうした相互作用を通じて、子どもは精神、発話パターン、書き言葉、記号といった文化的習慣を身につけると考えた。

ド大学の人類学者ロビン・ダンバーだ。霊長類の種類ごとに社会集団の大きさが決まっていることに気づいた彼は、霊長類と類人猿において脳の大きさと社会集団の規模は相関関係にあると指摘した。具体的には新皮質が大きくなると、社会集団も大きくなる。なかでも大型類人猿は、他の霊長類よりも集団規模のわりに大きい新皮質を必要とする。[19]チンパンジーの典型的な社会集団がおよそ五五頭であることから、ダンバーはヒトにふさわしい社会集団の規模は約一五〇人とはじきだした。[20]そして実際の集団を調べてみたところ、先史時代から現代に至るまで、人類がつくる社会集団はほぼこの規模であることが判明した。私たちの祖先が狩猟・採集生活をしていたころ、年に一度の伝統行事のために集まる親戚縁者はおよそ一五〇人だった。現代の狩猟・採集民の社会もこの規模だし、クリスマスカードを送る相手も約一五〇人だ。[21]いまどきのソーシャルネットワークも大差ない。何百人も「友だち」がいる人でも、実際に交流する人数は限られている。「友人を一五〇〇人持つことだって不可能ではないが、SNSの通信量でふるいにかけると、現実世界と同じ一五〇人程度の範囲が保たれているのはおもしろい[22]」

一五〇〜二〇〇人というのは、組織を階層化しなくても制御できるぎりぎりの数だということが研究で確認されている。[23]相手の動向を把握できて、安定した関係が維持できて、いざというとき喜んで助けられる人の数がそれぐらいなのだ。それにしても、社会集団の規模はなぜこのように決まっているのだろう？　社会的関係を築くために求められる認知能力は五つある。

（1）視覚情報を解釈して他者を認識する。
（2）人の顔を覚えられる。
（3）誰と誰が知りあいか覚えている。
（4）情動的情報を処理できる。
（5）複数の人間関係の情報を一元的に処理できる。

このうち、友だちの数を制限しているのは（5）だとダンバーは考える。（1）から（4）までは当たり前にできることだからだ。だが社会的関係にまつわる情報は、具体的かつ専門的な追加の処理能力が求められる。

放浪願望はどこへ

進化を推進する力は無数に存在するので、どれかひとつに注目しすぎるのは良くない。ずいぶん昔の話だが、心理学者レオン・フェスティンガーがつくった小さな研究グループに加えてもらったことがある。そこにはやはり心理学者のデイヴィッド・プレマックや、社会心理学者のスタンレー・シャクターもいた。フェスティンガーが関心を寄せていたのは、ヒトとそれ以外の動物がなぜこれほどちがうのかということだった。多くの変化の引き金となったのは社会的行動で、ヒトが遊動をやめて定住するようになったのも、社会的行動が背景にあるのではないかとフェスティンガーは指摘した。紀元前一万五〇〇〇年から八五〇〇年のあいだに、それまで蓄積してきたさまざまなことがライフスタイルの大きな変化を招いた。氷河期が終了し、人類は火を扱えるようになって効率的な狩猟が可能になった。犬が家畜化された（いよいよ本格的な社会の始まりである。何しろ人類は親友を獲得したのだから！）。魚の消費量が増え、貯蔵できる穀類への依存も増えた。定住生活は人類に起きた根本的な変化で、進化の方向性はここで定まったというのがフェスティンガーの主張だ。定住によって流産が減り、出産の間隔も狭まって、多くの子孫を残せるようになった。すると集団の規模は急速に拡大して、一五〇人前後になる。生殖がやりやすくなって個体数が増加しても、環境や資源が抑制をかけるのがふつうだが、ヒトの場合はそうではなかった。障害を乗りこえる策を見いだし、環境を変える力を身につけたのである。こうして定住化とともに、ヒトの数は増えていった。誰が思いついたのか、農業というものが出現したのは紀元前七〇〇〇年ごろのこと。紀元前六〇〇〇〜四五〇〇年にかけて農業の専門化が進み、共同体での相互依存度が高まると同時に、地位や権力の差が生まれる土壌が整っていく。さらには宗教がらみのものも含めて技術が発達し、規則が生まれ、噂話がささやかれるようになり、共同体の管理と組織維持のための道徳的な態度も出現しはじめた。

――いつまでも農場に押しこめておけない……――

人間には自動的なプロセスがいくつも働いているので、激変する生活環境は人類の行動や思考、さらにはゲノムにまで影響を及ぼす。定住という生活様式が誕生するまで、原始的な社会的行動はおおむね変化がなかった。ところが人類が定住を開始し、続いて文明が形成されると、複雑な社会的行動の環境が整い、社会性豊かな脳が一気に発達した。ここからが私の考える第二段階だ。産声をあげたばかりの文明との共進化が、ヒトの脳の社会的な部分を形成しはじめたのだ。それは今日に至るまでずっと続いている。

共進化って？

共進化などという概念はどこから来たのか？　自然淘汰は基本的に下向きの因果関係であり、消極的選択者へのある種のフィードバックのメカニズムだ。環境も、生きのこる者は理由はどうあれ環境の影響をしのぐという意味で下向きの因果関係だ。生きのこった者は生殖を行ない、そうして生まれた次世代が今度は環境に適応した行動をとるので、その意味でフィードバックになっている。生きのこった者が少しばかり環境を変えたとしたら、少しばかり変わった環境が誰を選択するかも変わってくる。社会的プロセスもそれと同じだろう。社会的環境も全体環境に寄与するひとつの要因として、下向きの因果関係で選択を行なう。そこにはフィードバックのメカニズムが働いている。

前述したように、遺伝で確実に受けつがれる特徴は、学習しなければならない特徴よりかならず優位だ。なぜなら学習されない可能性だってあるからだ。学習に必要な時期、労力、機会が揃うとはかぎらない。赤ん坊でも成人でも、生まれたときに配線ずみの自動反応は生存に有利に働く。だが人生が進行するにつれて、変化への柔軟性も求められるようになる。地震、噴火、気候の寒冷化、旱魃、飢饉などなど、変化や予想外の事態が起こるからだ。哲学者デイヴィッド・パピノーはこう指摘する。「一般的に、長期にわたって環境が安定しているときは遺伝の不変性が重視され、変動する環境では学習が選択される。環境が安定していれば、遺伝の不変性は……確実かつ安あがりに獲得できるので有利だろう。けれども環境が不安定になると、柔軟性のなさが災いしてその利点はあっさり失われる」[24]。人口やその地理的分布が大きく変化していることを見ても、社会的環境は不安定ということになりそうだ。

一八九六年、アメリカの心理学者ジェイムズ・マーク・ボールドウィンは、生物体に元来定着しておらず、一生のうちに学習する形質の進化を、ダーウィン進化論の淘汰の枠組みのなかで説明しようと試みた。一見すると獲得された特徴の継承というラマルク遺伝学のようだが、そうではない。継承できるのは獲得した形質ではなく、継承する「傾向」だという考えにボールドウィンは行きついた[25]（前述の例を使うなら、ヘビへの恐怖心を獲得する傾向は持てるが、花への恐怖心を獲得する傾向は持たないということだ）。ギフォード講義でボールドウィン効果について最初に言及したのはコンラッド・ウォディントンで、一九七一年のことだった。ボールドウィン効果とは、表現型（外から観察できる特徴）の可塑性、つまり生物体が環境の変化に合わせて行動を柔軟に適応できる能力の進化を説明するメカニズムである。進化神経生物学者のリア・クルビッツァーとヨン・カースは次のように書いている。

生成された表現型は文脈《コンテクスト》に依存するが、それに反応する能力は遺伝子に根ざしている……ボールドウィン効果とは、特定環境に最適な形で対応する能力の進化なのである。したがって選択は表現型に拠っているものの、ある特徴を持つ表現型の遺伝子ではなく、むしろ可塑性の遺伝子が進化しているのだ。(26)

ヨガでは得られない柔軟性

ボールドウィン効果をもたらす生物メカニズムは二種類ある。遺伝的同化とニッチ構築だ。遺伝的同化をクルビッツァーとカースは次のように説明している。

特定の環境に最適な表現型の特徴は、その特徴を発現させる個体、および遺伝子系と表現型に強い相関関係を持つ個体に有利な立場を与える。それが何世代か続けば、ゲノムに組みこまれることもありうる。そうなると、当初とは異なる環境条件でも特徴が発現する。このプロセスが遺伝的同化である。活動が表現型に引きおこした変異が遺伝子の制御下に入り、進化プロセスの一部になるのはそのためだ。(傍点は著者)

もうひとつの生物メカニズムはニッチ構築である。ニッチ構築は、最近まで進化理論においてまったく顧みられない地味な話題だった。[27] そんな状況に一石を投じたのがF・ジョン・オドリング＝スミー、ケヴィン・N・ラランド、マーカス・W・フェルドマンである。

生物体は代謝と活動と選択を通じて自らのニッチを定義し、一部は出現させ、一部は自らニッチを破壊する。生物体主導のこの環境改変プロセスは「ニッチ構築」と呼ばれる。ニッチ構築は、生物・無生物に関係なく自然淘汰の発生源に手を加え、それによって何らかの形のフィードバックを生みだして、進化プロセスのダイナミクスを変えていく。[28]

ニッチ構築のわかりやすい例は、サンゴとサンゴ礁、ビーバーとダム、そしてわれらがホモ・サピエンスとパリだ。

遺伝的同化とニッチ構築は、進化プロセスを変えうるある種のフィードバックになっているようだ。ボールドウィン効果の背景にあるのは、自然淘汰が引きおこす進化の方向と速さに、あとから学習した行動が影響しうるという画期的な着想だ。

一万二〇〇〇年前から現在までを振りかえると、環境は安定していたどころか、むしろ変化が激しかった。生存の可能性を高めるには、柔軟性が不可欠だったはずだ。氷河の後退は風景だけでなく、ライフスタイル、人口密度、社会のありかたも変えた。では社会の相互作用が増えたことも、何らかの形で進化に影響を与えたのだろうか？　これに関するデイヴィッド・パピノーの指摘は興味ぶかい。

それ［ボールドウィン効果］が発動する、つまり行動上の複雑な特徴が社会的に学習される場合が少なくともひとつある……行動上の複雑な特徴Pが社会的に学習されるとしよう――個人が、自分では思いもつかなかったPを他者から学ぶのである。これによって、Pを社会的に上手に獲得できる遺伝子への淘汰圧が生まれる。だがその遺伝子が利点を持つのは、Pに先だつ文化があるときだけだ。個人がPを学習するには、その文化が不可欠になる。そもそも学べる他者がいなければ、Pを上手に学べる遺伝子があっても意味はない。つまりこれがボールドウィン効果ということだ。Pが社会的学習を通じて獲得されたことがあるがゆえに、Pの遺伝子は選択される……社会的学習がボールドウィン効果と特別な関係にあるのは、これらのメカニズム［遺伝的同化とニッチ構築］の両方の引き金になる傾向があるからだ。社会的学習では、ニッチ構築と遺伝的同化が同一方向に進み、強力な圧力が生じる例が見つかることが多い。

ひとたび集団に入ってしまったら、個人は社会にしっかり組みこまれる。社会の規則や慣行にうまく対応できる者ほど、成功し、生存し、子孫を残すことができる。下向きの因果関係的に言うならば、そうした個人を選択したのは、社会を含む環境なのである。

サルだって口を濁す

複雑な社会システムはヒト以外の種にも存在しており、人間社会が発達してきた過程を知る手がかりが得られる。たとえばジェシカ・フラックは、「サルのおまわりさん」が社会集団をまとめるのに重要な役割を果たしていることを突きとめた(29)。「おまわりさん」がいるおかげで衝突の発生や広がりが食いとめられ、構成員どうしの向社会的な相互作用が促進される。おまわりさん役のサルを一時的に隔離すると、集団内での衝突が増えるのだ。人間社会でも、警官のいるところでは酔っぱらいはけんかをしないし、運転手は速度を落とす。警官の存在は「他の手段ではとうてい望めない形で、大規模な社会組織に影響を及ぼし、社会の結びつきとまとまりを強固にしている(30)」とフラックは所見を述べている。サルの社会ネットワークは、部分の単純な総和ではない。調和がとれて生産性の高い社会になるか、派閥が対立する不安定な集団になるかは、個体がつくる組織にかかっている。

そして私たちの探究とのからみでとりわけ興味ぶかいのは、フラックが導きだした結論だ。

権力機構は、可能なかぎり効果的な紛争管理を行なうことで、社会ネットワークの構造に影響を与えるとともに、個体レベルにフィードバックをおろしてその行動を制限する。ブタオザルの社会組織は付帯現象ではなく、個体どうしの相互作用を形づくり、また相互作用によって形づくられる因果構造なのである。（傍点は著者）

社会集団が個人の行動を制限し、個人の行動が社会集団の種類を定めていく——これは、個人の行動は決定論的な単独の脳の産物であると同時に、社会集団の影響も受けているというこれまでの議論とも呼応している。

野生人を飼いならす

個人の行動を制限したことが、最終的に遺伝子変異を招いた。ブライアン・ヘアとマイケル・トマセロの情動反応仮説は要するにそういうことだ。チンパンジーは協力的な動物ではない。彼らが協力するのは一定の競争状態のときだけで、相手も限定されている。ヒトとは正反対だ。だからこそ人類はピラミッドや古代ローマの水道橋を建設することができた。チンパンジーの気質は社会的行動を制限し、ヒトの気質は社会的認知の形をより複雑にするうえで必要だとヘアたちは考える。

大規模な社会集団で生きていくために必要な協力レベルを実現するためには、ヒトは攻撃性と競争心をやわらげる必要があった。他者への攻撃性や横暴な態度が行きすぎた者は、集団から追放されるか、殺されるかした。こうしてヒトは、いわば自分で自分を飼いならす過程を経ていった。それとともに遺伝子プールも変化し、攻撃性といった情動反応を制御する（抑制する）選択システムができあがった。（私利追求の抑制は右前頭前皮質の一領域で行なわれていることもわかったのだが、これについてはあとで述べる。）社会集団は行動に制限をかけ、ついにはゲノムにまで手を加えたのである。

ヘアとトマセロが提唱する情動反応仮説は、ロシアの遺伝学者ドミトリー・ベリャーエフの研究に源流がある。ベリャーエフが一九五九年にシベリアで着手したキツネの家畜化プロジェクトは、いまでも続いている。家畜化候補を選ぶ基準はただひとつ、手を差しだしていちばん早く近くに寄ってきた子ギツネである。こうして人間を恐れず、しかも攻撃的でない個体を選りわけていった。この選別方法が、早くも数年後に興味ぶかい副産物を生みだす。キツネの耳が垂れ、尾が直立し、ボーダーコリーのように毛が二色になったのだ。さらに発情期が長くなり、生まれた子どもの平均体重も増えた。メスは、攻撃行動を阻害することで知られるセロトニンの濃度が上昇した。ストレスや攻撃行動をつかさどる脳内化学物質も、その多くで濃度が変化した。[31] こうして家畜化されたキツネは、指さしや視線といった人間のしぐさに犬と同じぐらい敏感に反応するようになった。[32] こうした特徴は、すべて恐怖抑制の遺伝子と関連がある。恐怖と攻撃を扱うシステムに基づいて選別を行なった結果、その副産物としてキツネに社会的認知の進化が起こったのだ。犬の家畜化も同様のプロセスをたどったものと思われる。恐れしらずの野犬がヒトの居住場所に近づき、残飯をあさり、あたりをたむろして、やがて子どもをつくった。犬だけでなくヒトも、こうやって仲間になっていったのだろう。

骨の髄まで社会的

偉大な社会心理学者フロイド・ヘンリー・オルポートは、「社会化された行動こそが……大脳皮質が成しとげた最高の業績だ[33]」と言った。そのとおりだ。ちょっと考えればわかると思うが、私たち人間の最大の関心事は社会だ。私たちが社会に費やす時間と労力は莫大なものになる。何であれ社会的なことをまったく考えないときがあっただろうか？　私たちの思考は、大半が社会的なことで占められている。なんであいつらはあんなことをやるんだ？　彼女は何を考えている？　こんな会議は二度とごめんだ！　あの夫婦、いつ結婚したんだっけ？　彼に嫌われてないかな？　彼らに一回晩飯をおごってやらなくちゃ、などなど。頭が爆発しそうだ。社会的な思考は、会話にそのまま表われている。携帯電話でのおしゃべりにちょっと耳を傾けてみよう。素粒子物理学とか、先史時代の石斧の話をしている人なんてひとりもいない。社会心理学者のニコラス・エムラーが会話の内容を分析したところ、八〇〜九〇パーセントが具体的な誰かの名前や知りあいに関するものだった。社会的な雑談というわけだ[34]。私たちは骨の髄まで社会的なのである。

心の理論、またの名を、私がそう思っているときみは気づいているはずだよね……

私たち神経科学者はついに社会を研究対象にしはじめ、社会神経科学という新しい分野も登場した。複雑な社会的相互作用を可能にするのは、他者の精神状態を理解する能力だ。一九七八年、デイヴィッド・プレマックは社会心理学寄りの神経科学研究の基軸となる着想を得た。他者は自分とちがう欲求、意図、信念、精神状態を持つことを認識し、その内容をある程度の正確さで推測できるのは、人間が生来持つ能力だ。彼はその能力を心の理論と名づけ、ヒト以外の動物にもそれがあるのかどうか探りはじめた。他の動物に着目するところが、凡百の研究者とちがうところだ。つぶらな黒い瞳でこちらを見あげるかわいい動物に対して、私たちは心の理論があると思っている。物体にまで心の理論を投影する人も多い。たとえばマサチューセッツ工科大学（MIT）で開発された、社会性をプログラミングしたロボット「レオナルド」。身長七六センチ、ヨークシャーテリアとリスを足して2で割ったような愛らしい姿を見れば、心の理論があると誰もが思うだろう。斜面をのぼろうとする三角形を赤ん坊が凝視するように、自走式で目標志向のロボットのふるまいを観察するとき、私たちはロボットが意図を持っていると自然に受けとめ、心の理論を発動させる。すなわち、ふだん人間（やペット）にしているように、なぜレオナルドがそんな行動をとったのか解釈するのである。

心の理論の仕組みと、それが作動するきっかけ、ペットや自動車にまで適用してしまう傾向を知ると、私たちがなぜいとも簡単に擬人化に走るのか、なぜある種の心理プロセスが人間だけのものと認められないのかがわかる。そう考えられないように配線されているからだ。三〇年にわたって工夫を凝らした研究が行なわれてきたが、動物に心の理論があるという確たる証拠は見つかっていない。かろうじてチンパンジーにそれらしきものが見られるが、[35]そこまでである。だから私たちが飼い犬を見て心の理論を働かせ、何を考え、何を信じているのか推測しても、犬のほうは飼い主の動き、顔の表情、習慣、声の調子など観察可能な手がかりをひたすら追いかけ、そこから先の予想を立てているだけだ。心の理論ができあがるのは四〜五歳だが、[36]早くも一歳半から、少なくとも一部、あるいは完全な形で備わっている。[37]ただ自閉症患者は年齢に関係なく心の理論が働かないので、[38]他者の精神状態を推測できず、社会的スキルが落ちてしまう。

ミラーニューロンと精神状態の理解

一九九〇年代半ば、アカゲザルのニューロンを研究していたジャコモ・リゾラッティのグループは興味ぶかい現象に遭遇した。それは、動物が他者の精神状態を知りうる証拠が、脳の皮質に存在することを物語っていた。サルがブドウをつかむときと、他のサルがブドウをつかむのを見るとき、まったく同じニューロンが発火していたのだ。[39]リゾラッティらはそれをミラーニューロンと名づけた。これは神経科学における近年最大の発見のひとつだ。観察と行動模倣がニューロンでつながっており、他者の行動の理解と認識を担当する領域が脳に存在することがこれで証明された。その後研究が進み、ヒトのミラーニューロンのシステムはサルとはかなり異なり、範囲も広いことがわかった。サルのミラーニューロンは手と口の動きしか制御できず、しかも目標志向の行動にしか発火しない。サルの模倣能力に限界があるのはそのためだろう。対してヒトのミラーニューロンは全身の動きに対応しているし、具体的な目標がないときでも発火する。[40] 行動を想像しただけでも発火するのだ。ミラーニューロンは相手の動きをまねるだけでなく、動きの意図を理解するときにも関わっているのである。

他者の情動を理解する

ヒトのミラーニューロンシステムはさまざまな角度から研究が行なわれ、大きな成果があがっている。ヒトのミラーニューロンは行動理解のみならず、情動理解の基盤にもなっているようだ。脳の島皮質にあるミラーニューロンシステムは、内臓運動反応（†）を通じて他者の情動を理解し、経験することに関わっている。無意識のうちに行動や情動を脳内で模倣するこのシステムは、他者が「何を」「どう」感じたり、行動したりしているかを暗黙のうちに把握し、インタープリターがその理由を理論づけるための情報を提供するメカニズムと呼べるかもしれない。これはシミュレーション理論とも呼ばれる。五感を通じて情動刺激を知覚する（たとえば相手の顔に浮かぶ恐怖の表情を察知する）と、身体はそれをシミュレートして自動的に反応する（無意識に自分も恐怖の表情になり、それが内臓運動系に働きかけてアドレナリンが分泌されることで、相手の情動をシミュレートする）。そうした反応は本人の注意を惹いて認識されることもあるが、そうでないこともある。注意が向いたときはインタープリターが立ちあがり、その情動の理由を解釈する。電話に出た友人の顔がパーッと明るくなった。それを見たあなたは、彼女の表情を模倣して笑顔になる。彼女と同じ内臓運動反応が起きたのだ。電話で話している内容を聞くまでもなく、彼女の気持ちはもうわかっている。就職面接を受けた会社から、色よい返事がもらえたのだ。こうして私たちは、脳と身体でシミュレーションを行なうことで他者の状態を理解する。

　こうした模倣反応は、ｆＭＲＩの画像にもはっきり現われる。疼痛《とうつう》システムを構成する脳の複数の領域は、相互反応性がきわめて高い。ところが痛みの感覚知覚（あっ！）と情動知覚（やれやれ痛くなるぞ）は切りはなされているようだ。痛みの体験者と観察者の脳をｆＭＲＩでスキャンすると、痛みの情動知覚に関わる領域は二人とも活発になるが、感覚体験に関係する領域は実際に痛い者しか活動しない[41]。痛みを感じている人を見るとき、相手の苦しみは味わっても、痛みそのものは経験しないのだ。脳スキャン技術を使った他の実験では、まず被験者にさまざまな程度の痛み（熱い、もしくは冷たい刺激）を与え、そのときの脳の状態をスキャンした。痛みに関係する領域のひとつは、

† 運動系のうち、平滑筋線維、心筋、腺（ホルモンを分泌する）の不随意運動を制御する反応。

被験者の痛みへの反応に比例して活発になった。次につま先を何かにぶつけるなど何種類かの写真を見せて、痛みの程度を等級づけしてもらった。すると自分が痛みを経験したときと、それと同じ等級の痛さの写真を見たときは、脳の同じ領域が活発になった。(42)こうした実験結果から、他者の精神状態を理解するために、私たちがシミュレーションを行なっていることは明らかだ。

無意識の模倣、またの名を猿まね

人間の身体のなかで、いちばん社会性が顕著な部分は顔である。顔はその人の情動を映しだし、前述したように他者の情動にも反応する。幸せな表情、無表情、怒りの表情を、〇・〇三秒という本人が意識できないほど短時間見ただけで、幸せな表情と怒りの表情のときは顔面の筋肉が明らかに反応していた(43)(この実験は社会性を排除した状況で行なわれたが、その理由は後述する)。つまりこれは無意識の模倣である。実は私たちはたえず他者をまねているのだが、どれも一瞬のことなのでその自覚はない。(44)顔の表情だけでなく、姿勢、声の抑揚、(45)しゃべりかた、語彙まで無意識にまねている。(46)他者の行動様式をコピーしているだけでなく、見知らぬ人がこちらの行動様式をまねてきたら、相手に好感を持ち、円滑にやりとりできるようになる。自分に似た相手のことは「好き」になり、(47)つながりが形成されるのだ。自分をまねる人に対しては、そうでない人よりも親切にできるし、意見にも同調する。(48)赤ん坊が母親の表情をまねてあっかんべーをしたり、にっこりするのも無意識の模倣なのだ。このように他者の表情や声の調子、姿勢、動きを自動的にまねる傾向が行きつく先は、他者への情動的な収斂、すなわち情動伝染だ。[49] 新生児室でひとりの赤ん坊が泣くとほかの子もいっせいに泣きはじめるが、それは早くも情動伝染が起こっているのである。

こうした模倣行動が、社会的相互作用の潤滑油となり、好ましい社会行動を後押ししていることは明らかだ。向社会的な行動を強化して人と人を結びつければ、それが社会の接着剤になって集団を結束させ、数の安全が高められる。

ところが競争が発生したり、別の集団がからんでくると状況が変わってくる。人は競争関係にある相手や、[50] 政策に賛成できない政治家の表情を模倣したりしない。[51] 観察者と被観察者の関係を模倣反応から読みとれること、またすべての情動反応が等しく模倣されるわけではないことは、最近の実験で明らかになっている。[52] 幸せな表情はつねに模倣されるが、否定的な表情は模倣される人物による。模倣は相手との親密さを増す効果があるが、それが利益につながるとはかぎらない。少ない資源を取りあう競争相手であればなおさらだ。幸福感は観察者が身銭を切る必要のない低コストな情動なので、かならず模倣される。しかし悲しみや怒りの表情は、こちらが手助けしなければならなかったり、脅威の危険があったり、親和性をあらためて表明したりとコストがかかる可能性があるため、内集団の仲間に対してしか模倣しない。とりわけ悲しい表情は、内集団の親しい相手に限られる。[53] つまり模倣は純粋に自動的かつ反射的なものではなく、文脈によってはブレーキがかかることもあるのだ。模倣反応は親和性を発信するシグナルであり、とくに内集団で社会的相互作用を維持し、調整するうえで大きな役割を果たしている。

自発的な模倣となると話はまったく別だ。意識的な行動には時間がかかるので、意識したうえで他者をまねるのは難しい。それでもあえてやろうとすると、嘘くさくなって意志疎通が阻害される。それでもヒトどうしで何かを伝達するのに模倣はきわめて優れた手段であるし、学習や文化適応のメカニズムとしても有効だ。[54] 動物王国のなかで、ヒトは自発的模倣の名手とも言えるだろう。実際やりすぎの感がなくもない。チンパンジーの自発的模倣は目標や報酬に直結しているが、ヒトの子どもは報酬とは結びつかない不要な行動もまねる。板を渡ってバナナを取る行動を見れば、チンパンジーも同じことをする。だがヒトの子どもは、つま先立ちの歩きかたまで模倣するのだ。子どもは機械のまねもする。だから親が気をつけていないと、かわいいわが子がとんでもない言葉や行動を覚えてしまう。模倣があらゆる場面に根をおろしている人間世界は、動物王国のなかでもきわだって特異だ。ヒト以外で多少なりとも模倣をするのは、大型類人猿、一部の鳥、[56] さらにはイルカぐらいだろう。[55] サルでも数多くの研究が行なわれてきたが、明らかに自発的な模倣をやってみせたのは、長年訓練を積んだ二頭のニホンザルだけである。[57]

先天的な道徳心

私たちは他者の情動を再現し、模倣し、シミュレートする。人間が生きる複雑な社会を渡っていくために、多種多様な方法で意志疎通を図る。それでも六七億からの人間が、四六時中いがみあうこともなく、そこそこうまくやれているのはなぜだろう? それは学習した行動と意識的な推論だけに頼ってできることなのか、あるいは適切な行動の何たるかを生まれつき知っているのか? 生きのこるために集団を形成した私たちは、種としての道徳感覚も備えるようになったのだろうか。生命を奪うことが良くないのは、そう考えるように配線されているから? それとも神とかアッラーとかブッダ、あるいは政府がそう命じたから? 道徳的行動の感覚が生来のものかどうかは、いまに始まった問題ではない。哲学者デイヴィッド・ヒュームは一七七七年にこんな風に書いている。「最近……道徳の土台をめぐって議論が起こっている。道徳は理性と感情のどちらに由来するのか。道徳の知識は一連の議論と帰納によって獲得されるのか、直感と内なる鋭敏な感覚によるのか[58]」。哲学者や宗教指導者たちは、この問題に何世紀ものあいだ思索を重ねてきたが、神経科学はついにその答えに到達する手段と観察的証拠を手にした。

人類学者ドナルド・ブラウンは、あらゆる文化で通用する人類共通の概念を集めてみたが、そこには道徳的な行動にまつわるものが数多くあった[59]。公正さ、共感、善悪の区別、不均衡の是正、寛大な行動への賞賛と評価、殺人・近親相姦・強姦・その他暴力の禁止、権利と義務、恥。心理学者ジョナサン・ハイトは、すべての文化に共通する道徳体系を次のように定義した。「道徳体系とは、価値観、美徳、規範、慣習、同一性、制度、技術、それに進化が生んだ心理メカニズムの集合であり、それらが連動して利己的行為を抑圧または規制し、社会生活を可能にしている[60]」

道徳的な直観の多くは、正しい、あるいは適切であるという強い感情を伴うすばやい自動的な行動判断だ。理性の影響を受け、意識上で時間をかけて慎重に行なわれる評価プロセスは関与しない。たとえば、前述した普遍的な道徳行動に反する者を見ると、道徳的な直観が働くだろう。幼児が砂場でおとなしく遊んでいたところに、祖母がやってきていきなり頰をはたいた。それを目撃したあなたは、祖母の行動は悪い、まちがっている、不適切だと即座に判断し、憤りを覚えるにちがいない。判断の理由もきちんと説明できるはずだ。しかしヒュームの投げかけた問いを考えるとき、あいにくこうした例はあまり役に立たない。そこでハイトは別のシナリオをこしらえて、さまざまな人に提示してみた。

ジュリーとマークは姉弟で、大学の夏季休暇にフランスを旅行していた。海辺のコテージに宿泊した夜、二人はふと好奇心にかられ、セックスしてみたらどうだろうと思いついた。少なくとも新しい経験になる。ジュリーはもともとピルを飲んでいたが、念のためマークはコンドームを着けることにした。セックスはすばらしかったが、この夜のことは二人だけの秘密にして、二度とやらないと誓いあった。それでも姉と弟の関係は、それまで以上に親密になった。(61)

姉弟がセックスしたのは、許されることだったのか？　ハイトは、人間の本能と道徳的直観を揺さぶるうまいシナリオを考えた。ハイトが定義する道徳的直観とはこうだ。「探究、証拠の吟味、推論といった段階を通過した意識的な自覚なしに、意識、もしくは意識の周縁に突如として出現する、人物の性格や行動に対する評価感情（好き嫌いや善悪）[62]」。しかしこのシナリオでは、どんな反論に対しても合理的な回答が用意されている。たいていの人は、姉弟がセックスするのはまちがっている、気持ち悪いと言うだろう。けれどもハイトは、誰もがそこに拠らざるをえないもっと根本的な理由を求めた。なぜまちがっているのか？　そこに合理的な理由はあるのか？　するとたいていの人は、近親交配は奇形児が生まれる確率が高くなるとか、おたがいの感情にしこりが残ると答える。だがどちらの指摘も、最初のシナリオですでに否定されているのだ。だから最後には、「よくわからないし説明もできないけど、まちがっている」という答えに行きつく。この判断は合理的、それとも直観的？　近親相姦は禁止というルールは、親の教えや宗教、文化の決まりであるにせよ、生まれつき配線されたものであるにせよ、合理的な主張でくつがえすのは難しい。

近親相姦のタブーはすべての文化に存在するし、人としてやってはいけないことだと普遍的に認められている。だが人間は外見だけで血縁かどうかを判断できない（だから映画では、別々に育てられた姉弟や兄妹が偶然出会って恋に落ちる）。一八九一年、フィンランドの人類学者エドワード・ウェスターマークは、それゆえ人間は近親相姦を忌避する先天的なメカニズムを進化させたと主張した。幼少期の大部分の時間をともに過ごした相手に対して、性的に無関心になったり、嫌悪感を抱いたりするのがその仕組みだ。[63] これに従うならば、幼なじみや、ともに育った非血縁者も性的対象にならないはずで、実際それを裏づける研究結果は数多く報告されている。[64]

進化心理学者デブラ・リーバーマンはこうした研究成果を軸に、さらに展開を広げていった。[65] 彼女が興味を持ったのは、最初は個人レベルだった近親相姦タブー——自分のきょうだいとセックスしてはいけない——が、「近親相姦はよくないことだ」と一般化されていった過程だ。それは人びとの内側から自然発生的に生まれたのか、それとも学習したものなのか。研究を進めるうちに、近親相姦に対する個人の態度は、その人がきょうだい（血縁の有無に関係なく）とひとつ屋根の下で暮らしていた時間に比例して厳格になることがわかった。社会や親からの指導とか、きょうだいとの血縁の濃さではなかったのである。

近親相姦の忌避は、親や友人、宗教指導者に教わって理屈で覚える行動ではない。合理的な判断であれば、養子や血のつながらないきょうだいには適用されないはずだ。近親交配で劣性遺伝子が発現すると、健康に問題のある子孫が生まれてしまう。それを避けるために進化が選択した形質が、近親相姦の忌避なのである。生まれつきであるがゆえに、文化のちがいを超えて普遍性を持っているのだ。

けれども意識的かつ合理的な脳は、近親相姦忌避のシステムが先天的に存在することなど知らない。わかっているのは、きょうだいがセックスするのは良くないということだけ。「なぜ良くないのか？」と質問されても、脳のインタープリターはふつう最新の研究論文なんて読んでいないし、情報として持っているのはいやな感じだけだが、それでも懸命に説明を試みる。その結果、変化に富んだ理由が飛びだしてくるのだ。

トロッコ問題

人類に普遍な道徳的推論は存在するのか？　この疑問を別の角度から探るために、マーク・ハウザーの研究グループは、哲学者フィリッパ・フットとジュディス・ジャーヴィス・トムソンが考案した古典的な「トロッコ問題」の回答をインターネットで募集した。道徳判断が推理プロセスの結果だとすれば、抽象的な道徳問題に対する回答は年代や文化によって変わってくるはず。ハウザーはそう推測した。「トロッコ問題」とはこんなシナリオだ。

トロッコが暴走を始めた。このまま行くと線路上にいる五人の作業員は死んでしまう。彼らを救うには、デニーズが分岐器を切りかえてトロッコの進路を変えるしかない。だがそうすると、変更された線路上にいる別の作業員ひとりが死ぬことになる。デニーズはひとりを犠牲にして、五人を救うべきか？

この問題には世界中から二〇万人以上が回答を寄せ、そのうち八九パーセントが、デニーズが分岐器を切りかえることに賛成していた。しかし続いてこんな問題が出される。

同じく暴走トロッコが五人を殺そうとしている。線路をまたぐ鉄橋の上に、フランクと太った男が立っていた。フランクは彼とまったく面識がない。もしフランクが男を線路に突きおとしたら、トロッコは止まる。もちろん男は死ぬが、五人の作業員は助かる。フランクはひとりを死に追いやってでも五人を救うべきか？

どちらの設定もひとりを死なせて五人を救うことに変わりはないのに、やはり年代も文化も関係なく、今度は八九パーセントがノーと答えた。回答者による説明は千差万別だが、論理的なものは皆無だった。脳のインタープリター・モジュールについて知っていれば、ありとあらゆる説明が飛びだすことは容易に想像がつく。ただ神経科学者が興味を覚えるのは説明の内容ではなく、道徳的推論を行なう中枢もしくはシステムが脳内に存在するのかということだ。どんな種類のジレンマに直面したらそれが発動するのだろう。道徳的な決断を下すとき、脳のどこの領域が活発になっているのか。

心理学者ジョシュア・グリーンを中心とする研究グループは、二つのシナリオを判断するとき、脳の同じ領域が使われているのか疑問に思った。そこで答えを考えているときの被験者の脳をスキャンしたところ、第一のシナリオ（分岐器を動かすだけで人との接触はない）では抽象的な推論や問題解決に関係する領域が活発になった。対して第二のシナリオ（見知らぬ他人の身体を押す）では、情動や社会的認知に関わる領域が活発になっていた。[66] この結果は二通りの解釈ができる。私もカッコ書きでほのめかしているが、グリーンは他者との関係が間接的か、直接的かという点に着目した。しかしマーク・ハウザーは、二つのシナリオには変動要因が多すぎて、他者との関係だけに絞ることはできないと反論した。二種類のシナリオに対する人びとの回答は、手段が結果を正当化できるかという視点でも説明できる。大きな善を達成するとき、その副産物として損害が生じることは容認されるという哲学的な原理だ。[67] そうなると目的は何かという立場で行動を論じることになる。どちらの解釈にしても、特定の状況において行動を踏みとどまらせるのは道徳というブレーキであり、それは普遍的に機能していることがわかる。

道徳判断と情動

道徳判断において情動反応は引き金となりうるのか――この問題に答えを見つけたのが、アントニオ・ダマシオの研究グループだ。[68] 実験の対象になったのは、正常な情動を生みだすときに不可欠な、腹側内側前頭前皮質（ＶＭＰＣ）と呼ばれる領域に損傷を持つ患者たちだった。彼らは情動的な反応と情動の調節に問題があるものの、知能全般は正常で、推論能力もあるし、社会的・道徳的規範を宣言的知識（「AはBである」「AならばBである」といった形で表現される命題的知識）として持っている。VMPCが介在する情動反応が道徳判断に影響を及ぼすとすれば、この患者たちはトロッコ問題の第一シナリオでは通常パターンの回答になるものの、第二シナリオで実利優先の判断を下すのではないか。ダマシオたちはそんな仮説を立てた。被験者の脳をスキャン装置で観察しながら、まずは「上司を殺してもよいか？」といったあまり悩まないですむ質問に答えてもらう。これには対照群も患者グループも「だめ。そんなの許されない」と明快に答えた。しかし葛藤が大きく、個人の道徳心に訴えるような質問（全体の幸福のために、他者に危害を加えることの是非を問うなど）になると状況が変わってくる。こうした問いを投げかけられると、ふつうは社会的情動が強く喚起される。この段階では、トロッコ問題の第二シナリオに加えて、こんな質問も出された。「戦争中、あなたは敵兵から逃れて部屋に隠れた。部屋にはほかに一〇人いたが、そのなかの赤ん坊が泣きだした。このままでは敵に見つかってしまう。残りの者が殺されないために、赤ん坊を窒息死させてもよいか？」これらの質問に対し、VMPC損傷患者は判断内容も反応時間も対照群ときわだった差異を見せた。患者たちは質問の設定に情動が揺れうごくこともなく、短時間で実利的な答えを出した——太っちょは突きおとせ、赤ん坊は窒息死させろ。

道徳的情動、道徳的合理化、そしてインタープリター

ジョナサン・ハイトはこう考える。突きつけられた難題に反応しはじめるのは、無意識の道徳的情動の結果であり、その正当化はあとで行なわれる。この段階でインタープリターが介入し、本人の文化や家族、学習した知識などを使って道徳的な合理化を試みる。私たちは道徳的な推論ができるにもかかわらず、ふだんはやっていない。その能力を発揮するのは、視点を切りかえて他者の立場に立ち、それがどこから来るのか考えるときだけだ。いっぽうマーク・ハウザーは、私たちは言語を獲得する用意が生まれつき整っているが、それと同じで抽象的な道徳規則も本来備わっているし、新たな規則を獲得することもできると考える。環境や家族、文化は、そうした生来の道徳システムに制約をかけ、道案内する役割を果たしているのだと。

ではスティーヴン・ピンカーの考えたトロッコ問題を考えてみよう。

暴走トロッコがひとりの教師に迫っていた。トロッコを待避線に逃がすことはできるが、進路が変わった瞬間、小学一年生のクラスではテディベアをモハメッドと呼んでいいことになる。分岐器のレバーを引くべきか?

これはジョークではない。先月スーダンの私立学校で、イギリス人女性教師がクラスでいちばん人気のある男の子の名前をテディベアにつけることを許可したら、たまたまその子が

イスラム教開祖と同じ名前だった。教師は不敬罪の容疑で拘束され、公開鞭打ちの刑に処せられる可能性が出てきた。留置場の外では怒れる群衆が死刑を要求する。彼らにとって、信仰の尊厳を守ることにくらべたら女性教師の生命は無に等しい。トロッコ問題に対する彼らの判断は、私たちとは正反対になるだろう。原理原則がどうあれ、人間の下す道徳判断がそこまで普遍的になるはずがないのだ。(69)

ピンカーの意見は重要な問題点を浮きぼりにしているが、道徳的行動は普遍的かつ生来のものだという私たちの主張で解決できなくもない。文化の影響を考慮すればいいのだ。そのためにジョナサン・ハイトらの助けを借りるとしよう。

普遍的な道徳モジュール

ジョナサン・ハイトとクレイグ・ジョゼフは、人類共通の特性、文化による道徳観のちがい、チンパンジーに見られる前駆的な道徳心に関するさまざまな研究を比較して、普遍的な道徳モジュールと呼べるものを五つ選びだした。(70)

○他者を傷つけず、困っていれば助けの手を差しのべる。

○公正、正義、他者を平等に扱う。
○伝統や正当な権威者を敬う。
○所属集団、家族、国に忠誠を示す。
○清潔を尊び、汚染と肉欲を遠ざける。

これらのモジュールは、狩猟・採集で生活していた私たちの祖先がそのときどきの状況に対処するために進化したものであり、直観的な道徳判断もそこから生まれた。祖先たちは主に血縁者で構成される社会集団で生活し、生きのこるために結束していた。ときおり出会う他の集団は、敵対的だったり、友好的だったり、構成員どうしの絆がひときわ強固だったりするが、直面する問題は同じだった。限られた資源をめぐる競争、食うか食われるかの戦い、安全な避難所探し、そして生殖と子育て。他者とのやりとりで苦境に陥ることも多かっただろうし、そのなかにはいまの私たちが道徳や倫理の問題と見なす状況もあっただろう。個人の生存は、構成員を守ってくれる集団の存続と、集団内および外界での本人の技量にかかっていた。道徳的な問題をうまく乗りきった個人と集団が、存続と繁殖を成功させていったにちがいない。ダーウィンにもそうした認識があったことは、次の文章からわかる。

愛国的精神、忠誠、服従、勇気、同情が深く定着し、つねにおたがいを助けあい、共通の善のために自らを犠牲にできる構成員を多く持つ部族は、他の部族に対して勝者となるだろう。それは自然淘汰である。古今東西、さまざまな部族が他の部族に取って代わってきたが、重要な成功要因のひとつが道徳である。したがって道徳の水準と、道徳的資質を充分に備えた者の数は、地域に関係なく上昇する傾向にある。(71)

徳は普遍ではない

ハイトとジョゼフの道徳モジュール、すなわち異なる社会にも共通する道徳的基盤は、西洋の心理学者たちの基準からすると範囲が広い。ハイトたちによると、西洋文化に加えて、自分たちが政治的にリベラルな大学で学んだことも関係しているという。道徳モジュールの最初の二つは個人が焦点となっており、西洋文化とリベラルなイデオロギーが底流にあるが、残り三つは集団の存続に重点が置かれており、保守派および西洋以外の文化の道徳観も組みこまれている。

道徳モジュールは普遍性があるが、それらが混然一体となったところから生まれる徳はそうはいかない。徳とは、特定の社会や文化のなかで道徳的に良しとされ、学習できる行動と位置づけられているものを言う。ハイトの五つのモジュールのなかで、どのモジュールにどの程度の価値を置くかは文化によって異なる。個人の思考や行動は、所属する家族、社会環境、文化の影響を大きく受ける。そのため、ひとつの文化、ひとつの政党、さらにはひとつの家族が有徳（道徳的に誉められる）

と見なすことが、普遍的な価値を持つわけではない。ピンカーが独自のトロッコ問題で紹介したような、文化による道徳観の差異もここから来ている。アメリカの政党の立場のちがいは、五つの道徳モジュールに対する価値のちがいではないかとハイトは考える。

信念帰属は右脳で行なわれる？

神経科学者のレベッカ・サクスは、他者の信念と道徳観を理解しようとするとき、あるいは他者の信念を予測し、操作しようとするときは、情動のシミュレート以上のことが起きていると考えた。サクスの研究グループはそれを確かめるために、被験者に古典的な誤信念課題を解いてもらい、そのときの脳をスキャン装置で観察した。誤信念課題とは次のようなものだ。同じ部屋にサリーとアンがいる。アンが見ている前で、サリーはボールを青い箱に入れた。サリーが部屋を出たあと、アンは青い箱からボールを取りだし、赤い箱に移した。さて、部屋に戻ってきたサリーはどちらの箱にボールがあると思うでしょう？　四歳未満の子どもは、赤い箱と答える。サリーの誤信念がわかっていないからだ。しかし四～五歳以降は青い箱と答えるだろう。他者が誤信念を抱くことを理解できるメカニズムは、四～五歳でできあがる。サクスの実験では、成人が他者の信念について考えるとき、文章で表現された信念を読むとき、他者の信念について考えるようあいまいな指示をされたとき、誤信念を持つ人の行動を予測するときには、右半球の特定の領域が活発になることがわかった。

サクスの実験結果を知った私は、このメカニズムが右半球にあると知って衝撃を受けた。他者の信念に関する情報が右半球にあるとすれば、分離脳患者ではその情報が問題解決や言語能力を担当する左半球に届かず、道徳的な推論ができないことになる。だが分離脳患者にそんな様子は見られない。そこで私は同僚たちとともに、どこまでも忍耐強い患者《ペイシェント・ペイシェント》たちを相手に実験を繰りかえした。他者への信念帰属メカニズムが右半球にあるというサクスの実験結果と、他者の目標表現は左半球で行なわれる事実を踏まえ、私たちは分離脳患者に次のような質問をした。

(1) 秘書のスージーは、ボスのコーヒーに砂糖を入れたつもりだったが、実は砂糖ではなく化学者が置きわすれた毒物だった。コーヒーを飲んだボスは死亡。スージーの行為は許されるか?
(2) 秘書のスージーは、ボスを殺してやろうとコーヒーに毒物を入れたつもりだった。けれども実は毒物ではなく砂糖だったので、ボスは飲んでも元気なままだ。スージーの行為は許されるか?

結果だけに着目するか、行為者の信念で是非を判断するか。あなたや私が同じ質問をされたら、シナリオ1は「許される」と答えるだろう。スージーはコーヒーに問題があるとは思っていなかったのだから。しかしシナリオ2の行為は、スージーが毒入りコーヒーだと思ってやったことなので許されない。スージーの意図、すなわち行為者の信念が判断基準になっているのだ。ではわれらが分離脳患者たちはどうだろう？　分離脳は他者の信念を扱う領域と、問題解決や言語、発話を担当する領域が切りはなされていることから、患者たちが着目するのは結果だけだと推察された。はたして結果もそのとおりだった。

お客が重度のゴマアレルギーであることを知りつつ、ウェイトレスがゴマの入った料理を出した。ところがお客は実はアレルギーではなかったので、体調に変化はなかった――このシナリオを聞いたＪＷは、ウェイトレスの行為は許されると即断した。そしてＪＷがそのあとに見せた反応で、分離脳患者が日常生活を無難に送れることが納得できた。回答した自分の声を意識的な脳が処理した結果、ＪＷは自分の判断をこう正当化したのだ。「ゴマはとても小さいから、それで傷つくことはない」。瞬時に下した自動的な判断のつじつまを合わせたのである。ただし世間が容認しうる合理的かつ意識的な理由を出しただけで、ウェイトレスの信念は完全に不在だ。

自己の利益を抑制する

公正さに関わる難しい選択もまた、道徳的ジレンマに位置づけられる。これに関して興味ぶかい結果が得られるのが、俗に言う「最後通牒ゲーム」だ。参加者は二名の一ラウンド方式。プレーヤー

Aが二〇ドルをプレーヤーBと分けあう。割合はAが決めてよい。提示金額をBが了承すれば、A、Bともに現金を手にすることができるが、Bが拒絶したら二人とも一ドルももらえない。合理的に考えれば、Bは提示金額に関係なく了承するはずだろう。それが金をもらえる唯一の方法だからだ。ところが実際には、公正な配分だと納得できる金額（六〜八ドル）でしかBは了承しないのだ。エルンスト・フェールをはじめとする研究グループが、経頭蓋電気刺激を用いて右背外側前頭前皮質の働きを阻害したところ、被験者は不公正だと思いつつも、私欲に駆られて少ない提示額を受けいれる。(72)ということは、この領域は通常は自己利益（どんな金額でも了承する）を抑制し、意思決定プロセスに利己的な欲求がなるべく入らないようにしているのだろう。公正な行動をするうえで、重要な役割を果たしているのである。

この領域が利己的な反応を抑制していることを示す証拠は、ダマシオらの研究からも明らかになっている。子どものときに脳のこの領域を損傷した成人に、道徳的課題について答えてもらったところ、他者の立場に立つことができず、自己中心的な態度が前面に出た。ところが、道徳ジレンマでダマシオが実験した患者のように、成人してから同じ場所を損傷した人はうまく折りあいをつけることができた。幼少期に神経系を損傷してしまうと、社会的知識を獲得するうえで大きな障害となるようだ。(73)

道徳性を生みだす神経回路は脳全体に広く分布しているらしく、すでにいくつも確認されている。自動的な共感、他者に対する暗黙の評価、情動反応を含む社会的反応は多くが生まれつきのものであり、それらが道徳がらみの判断に参考情報を提供している。もっとも私たちはそうした自動的反応についてあらためて考えたりしないし、自分の決断を説明するのにそれを引きあいに出したりもしない。道徳観が問われる状況への対応は同じでも、その理由は人によってちがう。行動や判断の方針に影響を与える要素に個人差があるからだろう。そこには情動システムや、特殊な道徳判断システムも関与する。私たちは、生まれつき配線されている道徳的行動を実行に移したあとで、そこに解釈を与えているのだ。もちろん本人はその解釈が真実だと信じているし、それが人生の厚みを持たせている。それでも無意識に反応を引きおこす特性は人類すべてに共通しているのだ。

道徳のネットワークと体系はすべての人に共通だから、同じような問題にはみんな同じ反応を示す傾向がある。ちがうのはなぜそうしたかという理由づけと、異なる道徳体系への価値の置きかただろう。それが世界中で起きている紛争の根本的な原因だと理解できれば、いつの日か異なる信念の者どうしもうまくやっていけると私は思っている。

私たちの脳は、社会という文脈のなかで立派にやっていけるように神経回路を進化させてきた。幼子でさえ他者の動向を見て判断と選択を行ない、行動する。こちらの妨害をする者よりも、助けてくれる人、少なくとも中立でいる人に好感を持つ。困っている人に気づいて手を差しのべる。高度に発達したミラーニューロンシステムのおかげで、他者の意図と気持ちを汲みとる能力が身につき、インタープリター・モジュールはそこから上がってきた情報をもとに他者を解釈するようになった。私たちは自分自身のストーリーも、同じモジュールで紡ぎだしている。

人間の持つ性質について知識が深まるにつれて、社会的な文脈も変化してくる。それとともに、人生の生きかたや経験のありかたも路線変更の必要が出てくる——正義と懲罰に関するものはとりわけ顕著だ。ここから次のテーマへと議論は進んでいく。社会力学を個人の選択にどう取りこむのか。生存のためにいかに他者の意図、情動、目標を読みとるのか。個人の精神が社会的プロセスから受ける制約をどう理解すればよいのか。次章ではそんな話題を取りあげよう。

第6章 私たちが法律だ

一九九七年二月、フロリダ州タンパ。依頼主の家に着いたペンキ職人が、窓から室内の様子を見てあわてて警察に通報した。全裸の男が、全裸の女の首を絞めていたのだ。到着した警官に隣人がこう証言した。「シャツの前をはだけた男が、よろめきながら外に出てきた。胸のあたりが血まみれだった」(1)。男は女の首を絞めたのではなく、ナイフでめった刺しにしたのだ。被害者の女性ロクサン・ヘイズは、一一歳から三歳まで三人の子の母親だった。殺した男はローレンス・シングルトン、七〇歳。カリフォルニア州では有名人だった。一九年前、デル・プエルト・キャニオンでヒッチハイクをしていた一五歳のメアリー・ヴィンセントを強姦したあげく、両腕のひじから下を斧で切断して放置したのだ。翌朝二人の旅行者が、幹線道路に向かって裸で歩いているメアリーを見つけた。彼女は失血を防ぐために、切断された両腕を高く掲げていた。メアリーの詳細な証言をもとに犯人の似顔絵がつくられ、それを見た人が近所に住むシングルトンにちがいないと届けでた。シングルトンは裁判で有罪になり、この種の犯罪としては当時最長の懲役一四年の刑を言いわたされたが、「模範囚」だったので八年で仮釈放になる。しかし仮釈放直前にシングルトンを診察した精神科医は、こんな所見を記していた。「自らの敵意と怒りに対して無自覚であるため、刑務所内外の他者の安全を脅かす存在である」(2)。メアリーの母親ルーシー・ヴィンセントによると、彼女の夫はシングルトンを殺すため、45口径の拳銃を持ちあるいていたという。[3] シングルトンが仮釈放になったと知って、メアリーは恐怖におびえた。理由は二つある。シングルトンは、メアリーを脅迫する手紙を獄中から弁護士宛てに何通も送っていた。そして彼女が法廷で証言し、シングルトンのそばを通ったとき、彼は「一生かかっても最後までやり遂げるからな[4]」とささやいたのだ。メアリーは大勢のボディガードを雇い、頻繁に転居を繰りかえした。

フロリダの事件でコメントを求められたメアリーは、『セント・ピーターズバーグ・タイムズ』紙の記者に「妄想にとりつかれてるんです」と語った。だがそれは彼女ひとりではなかった。シングルトンが仮釈放になったときも、居住地選びは激しい反対運動で難航した。結局サン・クエンティン州立刑務所の敷地内にキャンピングカーを置き、そこで暮らすことになった。カリフォルニア州民の怒りは議会を動かし、ついにシングルトン法が成立する。これは激しい苦痛を被害者に与えた犯罪者の早期釈放を阻《はば》むもので、刑期も二五年〜終身刑に変更された。[5] 二〇〇一年、フロリダ州の死刑囚監房に収容されていたシングルトンはガンで病死する。記者のインタビューに答えたメアリーは、シングルトンの逮捕と死刑判決で「ようやく自由になれた」と実感したと言いながらも、いまも悪夢に苦しめられ、眠りにつくのが怖いと心境を語った。「悪夢のせいで骨折までしたことがあります。ベッドからあわてて出ようとして肩を脱臼《だっきゅう》し、肋骨と鼻骨を折ったんです[6]」。義手の部品は、壊れた冷蔵庫やステレオを分解して自分で調達しているという。離婚も経験した彼女は、二人の息子を懸命に育てながらアーティストとして活動している。

これを読んで、ローレンス・シングルトンに対してどんな感情や考えが浮かんだだろう？　やつは一生刑務所に閉じこめて、出すべきではない（能力剝奪）？　自分がメアリーの父親だったら、シングルトンを殺しただろうか（報復）？　それとも、激しい攻撃性を抑制できない脳が悪いのだから、何らかの治療で向社会的な人間に矯正できると考える（更生）？　能力剝奪、報復、更生――社会が犯罪行為に対処するときの選択肢はこの三つだ。社会が公共の安全を考えるときは、法律をつくり、遂行する側がどういう立場を取るべきかという決断を迫られる。報復は個人への懲罰に重点が置かれている。因果応報というやつだ。正しいことは社会に最善の結果をもたらすという帰結主義、功利主義的なアプローチとも言えるかもしれない。

神経科学が脳のプロセスを物理主義的にとらえるようになったことで、犯罪行為とその対応について、一部の主張と折りあいがつかなくなりつつある。自らの行動に責任を持つことについて、長年正しいとされてきた信念を揺るがしたのが決定論だ。人間は自分の行動に責任を取ることなど決してできないという過激な意見も飛びだした。それは社会集団での生きかたを律する基本的なルールにも揺さぶりをかける。人は自分の行為を説明できる必要があるのか？　もしそうでなければ、人の行ないは悪いほうに流れるだろう。第4章では決定論をかじった子どもがテストでズルをしたが、そんなことが重なれば社会に悪影響が及ぶ。私たちが文明人でいられるのは、説明責任を果たしているから？　そんな疑問に対して、神経科学の立場から語れることが増えてきたし、それが高じて、神経科学が少しずつではあるが法廷にも進出しはじめている――時期尚早という意見が多数を占めるが。

シングルトンは仮釈放にするべきではないし、彼の存在は脅威だから自分の町に来てほしくない。カリフォルニアの人たちはそう考えた。犯罪によっては長期刑もやむなしと。不幸なことに、シングルトンの場合はその意見が正しく、仮釈放決定の判断は誤っていたことになる。最近になって、司法が神経科学に答えを求める例がいくつか出てきている。被告の将来の危険性（累犯性）を予測する、治療が可能かどうか見きわめるといったことから、さらにはそうした判断がどの程度確実なのかということまで。凶悪度がきわめて高く、二度と世間に戻せない犯罪者もいるのか？　神経科学は、反社会的行動や犯罪行為に対する人びとの情動反応にも光を当てるため、こんな質問もされる――進化がつくりあげてきた反応を解明できたら、それを手直しすることもできるのか？　そうした情動が、文明社会を彫刻家のように刻んできたのだろうか。けっこうな大仕事だ！

この章のタイトル「私たちが法律だ」は、哲学者ゲーリー・ワトソンが示唆《しさ》したものだ。私たちは自らを省みながら、守れそうだと判断したルールをつくっていく――ワトソンはそんな単純明快な事実を指摘してくれた。人類は何千年ものあいだ、攻撃性の強すぎる者を追放したり、殺したりして遺伝子プールから排除し、社会環境に手を加えながら自らを飼いならしてきた。マイケル・トマセロとブライアン・ヘアのこの主張が正しいとすれば、私たちは進化の歴史を通じて守れそうな集団ルールを編み、それを執行してきたことになる。この本では神経科学のさまざまな研究結果を紹介してきたが、そうした研究によって人間自身やその行動、動機のとらえかたは、一、三〇〇年前とは大きく変わってきている。ならば社会の枠組みもそろそろ再構築したほうがいいのかもしれない。決まりをつくるのは私たち自身、だから私たちが法律なのだ。私たちはみんな、生まれながらにして持っている道徳観と、自分が属する文化特有の観念のあいだでバランスを取っている。脳がどうやって精神を現出させるかといった問題を掘りさげていくと、人間の本質、人間とは何か、人間どうしがいかに相互作用すべきかといった信念も、既存のままでいいのかと問いかけねばならない。司法制度の変更とその是非にまで議論が及ぶことも、いずれは避けられないだろう。

精神が脳に制約をかけることはこれまで見てきたとおりで、社会的プロセスが個人の精神に制約をかけることもわかった。神経科学の研究から出てきた視点が、法律、それに責任感や正義という概念にまで影響を与えている。この章ではそれを取りあげたいと思う。ここでじっくり論考するのは、司法制度の根幹を成す問題だ。人間が持つ報復観念は必要なものなのか、それとも実利的な説明能力があれば充分なのか？　懲罰は正当化されるのか？　取りいそぎ論を進めよう。

認知は文化と遺伝子が決める

認知プロセスの形成には、所属文化が重要な役割を果たしているのか――このテーマを追求したのが、リチャード・ニスベットの研究チームだ。東アジア人と西洋人では、ある種の思考において異なる認知プロセスを使っているのではないか。その差異は、かたや古代中国文明、かたや古代ギリシア文明に端を発する社会制度のちがいから来ているのではないか。ニスベットたちはそんな仮説を立て、さらに考察を重ねた。[7] 古代ギリシア文明は他の古代文明の追随を許さず、個人のなかに力を見いだした点が傑出していた。ニスベットはこう書いている。「古代ギリシア人は、当時はもちろん、今日地球上に存在するたいていの民族よりも、個人の意志作用感――自分の人生に責任を持ち、自分の自由な選択で行動できるという感覚――を明確に持っていた。彼らにとっての幸福とは、人生の高みを追求するために、制約を受けることなくおのれの力を発揮できることなのだ[8]」。対して古代中国では、社会的義務、すなわち集団の意志作用に重点が置かれていた。「ギリシアの意志作用に対応する概念が『調和』である。古代中国人は、何はさておき集団の一員だった。その集団もひとつではなく、氏族や村、そして家族など複数ある。古代ギリシアでは、個人はひとりひとりがカプセルに入っていて、社会的な状況のなかでも独自のアイデンティティを持ちつづけているが、中国ではそういう存在ではなかった」。調和を目標として掲げる古代中国の社会では、対立や議論は敬遠された。

ニスベットたちはこう指摘する。社会組織は、環境のさまざまな部分に注意を向けさせるという意味で、認知プロセスに間接的に影響を与え、特定パターンのコミュニケーションを、そうでないパターンより受容させるという意味で直接的に影響を与える。自分が大きな全体像を構成するひとりと見なせば、世界の諸相を包括的に眺めるし、力を持つ個人として見なせば、世界の側面を個別にとらえることになる。事実そのとおりであることが実験で判明した。アメリカ人と東アジア人の被験者にわかりやすい場面の写真を一瞬だけ提示して、何を覚えているかテストした。するとアメリカ人は、場面の中心的な事物を答え、アジア人は場面全体について答えた。これは脳機能に現われた文化の相違なのか？

おそらくそうだと思われる。ＭＩＴのトレイ・ヘッデンとジョン・ガブリエリは、アメリカ人と東アジア人に瞬間的な知覚判断を下してもらい、そのときの脳の様子をスキャン装置で観察した。(9) 実験では異なる大きさの四角形が表示されるが、四角形の内側にはかならず直線が一本引かれている。次々と出てくる四角形を見て、直線と四角形の割合は同じかどうかを判断するのが相対的判断、四角形に関係なく、直線の長さが同じかちがうかを判断するのが、個々の対象物の絶対的判断だ。脳スキャンで見ると、アメリカ人は前者のほうが脳の活動は断然活発だった。つまり個々の対象に関する絶対的判断より、相対的な関係性の判断のほうに、脳が多くの労力を要したということだ。ところが東アジア人では正反対の結果が得た。彼らの脳は相対的判断は朝飯前で、むしろ絶対的判断のほうに苦心していたのだ。さらに、文化的に好まれる課題とそうでない課題では、本人が自らの文化に一体感を覚える度合いで、活動量も変わってきた。しかも脳機能のこうしたちがいは、視覚処理という初期段階ではなく、判断に注意を向ける最終段階で起きていた。アメリカ人も東アジア人も神経系を使っていたはずなのに、脳全体に広がるネットワークを通じて、課題と活動量の関係が完全に逆になった」のである。

注意の集中のさせかたは、同じ地域、同じ民族集団のなかでも異なることがある。トルコの黒海東岸地域で、漁民と農民が協力しながら生活を営む共同体と、つねに個人の判断で動く羊飼いの共同体とでは、前者の住民のほうが注意の向けかたが包括的だった。[10]

東洋人と西洋人では遺伝子構成も異なっている。そこでキム・ヒジョンを中心とする研究グループは、遺伝子構成が注意の向けかたのちがいにどれほど関わっているかを確かめることにした。注意、認知の柔軟性、長期記憶には神経伝達物質セロトニンが深く関わっていることが知られている。ヒジョンらは、思考様式に影響を及ぼすとされる特定のセロトニン神経の遺伝子多型、すなわちセロトニンを最終的に制御する5-HTR1A遺伝子の対立遺伝子（同じ遺伝子座を占めるが、塩基配列が異なる遺伝子）に着目した。そして5-HTR1Aの対立遺伝子の種類と、生活する文化のあいだに明らかな相互作用があることを突きとめた。その相互作用が注意の向く対象を左右するのだ。たとえばホモ接合型で対立遺伝子がGの人は、同じホモ接合型で対立遺伝子がCの人より変化への適応能力が低く、文化の裏づけがある思考様式を強力に支持する。そして対立遺伝子がGとCというヘテロ接合型の人は中道派だった！　ヒジョンらはこんな風に結論を述べている。「同じ遺伝的素因でも、個人の文化的背景によって異なる心理的結果が生じる」[11]

行動、認知態度、そしてそれらの根底にある生理機能までもが、文化に影響し、影響されるというのは何とも驚きだ。こうなると前章で述べたニッチ構築モデルの重要性がさらに高まってくる。生物体（淘汰される側）が環境（淘汰する側）を変え、あげくに将来の淘汰結果にまで影響を及ぼす。たとえばヒトは物理的・社会的に環境を変える力を持っているが、そうやって変化した環境からのフィードバックとして生存と生殖に適した者が選別され、残った者がまた環境を変えていく。こうして環境と生物体はいつまでも二人三脚を続けるのだ。

この議論は次のように置きかえると、俄然重要性を帯びてくる——法体系や道徳規則が、社会環境をどう形づくり、影響を及ぼしているか。どんな行ないが選別されるのか。生存と生殖に適すると判断されるのはどんな人間なのか。そこから将来の社会環境がどう変わっていくのか。まず神経生理学レベルから始めると、私たちは生まれたときから、公正感覚などの道徳的な直観を持っている。そうした直観が行動レベルでの道徳判断に寄与し、さらに道徳判断が社会の道徳律や法律の構築に関わる。こうしてできあがった社会の道徳律と法律がフィードバックして、今度は行動を制限するのである。行動レベルで個人が受ける社会圧力は、生存や生殖を左右するし、ひいてはそれらを行なうための脳のプロセスも選別することになる。そうしたことを繰りかえすうちに、社会圧力は私たちそのものを形づくるようになるだろう。こうして道徳体系は、ぜひとも理解せねばならない切実なものとなる。

——やったのは私、それとも脳？——

法体系は人と人のやりとりの仲介役だ。法律や、その根底にある正義と懲罰の概念は、人間の脳と精神と文化の相互作用で形成されていったものだが、その特徴を考えるときはニッチ構築を心に留めておくべきだろう。法体系は権利と責任をさまざまな表現で詳細に述べる。現代社会では、法体系から生まれた法律とそれに対する違反は一連の機関が遂行する。法律を破ることは、個人ではなく社会や国家全体への罪と見なされる。アメリカでは、強迫されたとか（わが子のこめかみに銃を突きつけられたなど）、合理的判断能力が著しく損なわれていた（善悪の区別がつかないなど）場合は別として、犯罪行為の責任はその行為者が引きうけることになっている。そして法律に違反すると、報復刑主義の司法制度によって罰が科せられる。だが、本書のこれまでの議論や決定論にまつわるさまざまな証拠を考えると、ひとつの疑問が湧いてくる。罪に問うべきは人間か、それとも脳か？　決定論的な脳の機能のせいで、人間に責任を負わせたり、許したりするのか？　皮肉なことに、この疑問は二元論の海に浮かぶと、脳と身体は、本人とは別物であるということになる。

法廷に忍びこむ神経科学

法律は複雑で、実際の犯罪行為以外の要素も斟酌《しんしゃく》しなければならない。犯罪者の意図もそのひとつだ。その行為は意図的だったのか、それとも偶然だったのか？　一九六三年、ライフルを隠しもったリー・ハーヴェイ・オズワルドが沿道のビルに入り、パレードの車列が通るのを待ち、ケネディ大統領に向けて引き金を引いたのは、彼を殺す意図があってのことだった。ところがその翌年、オーストラリアでロバート・ライアンという男が商店で強盗を働き、レジ係を射殺したときは、殺害の意図はないと判断された。金を奪って店を出るときにつまずいてしまい、誤って引き金を引いたらレジ係に命中してしまったのだ。映画や本、テレビでおなじみの法廷場面では、犯罪の状況がさまざまな角度から審理されるが、実際には刑事事件のほとんどは司法取引が成立し、裁判に至るのは全体の約三パーセントに過ぎない。法廷はいわば司法手続きの実験室のようなもので、神経科学の出る幕はたくさんある。裁判官、陪審員、検察官、弁護士の判断が、無意識のうちに偏っている証拠を示せるし、記憶と知覚の信頼性という観点から証言の信憑性に迫ったり、ウソ発見器の信頼性について情報を提供することもできる。被告の刑事責任能力の有無を判断し、被告の将来の行動や、対応次第でどんな反応を示すかを予測する。刑罰を下す側の動機まで読みといてみせるだろう。

スタンフォード大学心理学教授のロバート・サポルスキーの発言は、実に説得力に満ちている。「司法制度における精神異常抗弁の黄金律といえばマクノートン・ルールだが、その根拠が一六六年前の科学だと聞くと腰を抜かす。脳の知識が増えるにつれて、意志作用、過失といった概念はもちろんのこと、突きつめれば刑事司法制度そのものの前提まで疑わしくなってくる」[12]。マクノートン・ルールは、一八四三年に起きた当時のイギリス首相ロバート・ピールの暗殺未遂事件をきっかけに生まれ、以来コモン・ロー〔慣習や判例に基づいたイギリスの不文法〕に基づくほとんどの裁判において、精神異常抗弁に対して刑事責任の有無を判断するのに使われてきた。当時のイギリス最高法院は、上院からの質問に対して次のように回答している。「陪審員はすべての裁判において、すべての被告人が正気であり、犯罪責任能力が発生するだけの判断力を有していることを知らされなければならない。ただしそうではないことが充分に証明された場合は除く。また精神異常を根拠に弁護を行なうには、犯罪行為を遂行した時点で、被告人が精神疾患によって判断力が著しく欠け、行為の性質と特性を理解していなかったか、あるいは理解していても、それが誤りであることを認識できなかったことを明確に証明しなければならない」[13]。サポルスキーが投げかけた疑問はこういうことだ。決定論、人間の精神状態についてわかってきたこと、意志作用に関わる脳の領域、脳の損傷とその原因の具体的な絞りこみ。こうした知識を得たいま、被告人に対する見かたが同じでいられるのだろうか?

そうなると、人間は自らの行動に責任を持ち、説明できるという司法制度の基盤も怪しくなってくる。現代の神経科学は決定論的な発想をさらに掘りさげていくのか。決定論が優勢になれば、報復と懲罰は根拠を失っていくのか? つまり決定論で行けば誰かのせいということがなくなり、誰のせいでもなければ報復も懲罰も不要ということだ。世間が懸念するのはここである。こうした問題も文化の一部だが、それに対する私たちの態度が変われば、犯罪や懲罰という人間行動の残念な側面への対応も変わることになる。

科学にワオ!

同じ内容の事実は、いつどこで起きても同じ扱いをしないと公正さに欠ける。それがコモン・ローの基本理念なので、未来に下される決定は過去の決定に縛られる。つまりコモン・ローをつくっているのは裁判官や陪審の過去の決定であって、成文化した法律ではない。コモン・ローの歴史を振りかえると、その始まりと多くの慣例は、科学的知識がろくになかった時代にできたものだとわかる。一九五〇年代になってもなお、法廷に入ることが許される科学は精神分析理論ぐらいで、それも経験的データの裏づけがろくにないものだった。直観で正しいと思えない代物が、なぜ法廷で取りあげられたのか？　おそらく裁判官がそういうものだと判断したからだろう。しかしそれから半世紀、事情は大きく変わった。脳の機能やふるまいに関する知識ははるかに増え、経験的データも蓄積されてきた。脳のさまざまな仕組みと働きがわかってきて、認知と見解の相関性が明らかになると、脳スキャン画像が法廷に登場し、行動を説明する証拠として検討されるようになった。だが、はたして脳スキャン画像にそこまでの能力はあるのだろうか？

神経科学者の大多数は、現時点では懐疑的だ。なぜなら脳スキャン画像を読むといっても、ここの部分がどうだと指摘できるだけだからだ。いくつもの脳の画像を突きあわせてやっと、その場所でこれこれこういうことが起きていると判断できる。スキャン画像は本人だけの特徴を呈しているわけではないのに、法廷で通用するのか。科学者自身が考える以上に、スキャン画像を信じたがる何かが私たちの文化にあるのではないか。弁護士も神経科学者も、スキャン画像に立証能力があるのか、むしろ偏見を持たせるだけではないかと首をかしげる。それに裁判官にしろ陪審員にしろ科学の専門的訓練を受けていない者が、画像を解釈した結論の限界や誤謬《ごびゅう》性を見ぬけるのか。科学者が出廷して脳スキャン画像を提示し、こういう理由で被告人に責任能力はないと説明することは、不必要な予断を与えることにならないか。脳スキャン画像が添付された心理現象の説明を読んだ人は、説明を好意的に評価し、重要視するという実験結果もある。それがまったく無関係の画像だったとしてもだ！　言いかえると、いいかげんな説明でも画像があれば受けいれられてしまう[14]。専門家が画像から語れるのは、複数の脳の平均をもとにした活動場所の推定でしかないのだが、それが陪審員と裁判官に科学的信頼性がある情報として提示されるとすれば危険信号だ。この問題にはあとでもう一度触れるが、ともかく重要なのは、脳の特定の場所を指さして、ある思考や行動がここから生まれていると一〇〇パーセントの確かさで断言することはできないということだ。仮想で懲罰を与えるゲームを学生にさせると、最初に決定論について書かれた文章を読んだ（つまり決定論を先行刺激として与えられた）学生は、そうでない学生より軽い罰しか与えなかった[15]。脳の働きは、私たちのありかたや行動にそれほど影響しているのだ。

責任、証拠、判決の公正さ——この三点を論じるときに、神経科学は司法と深く関わってくる。

責任

責任という点に関して、法律が脳に向ける視点は単純だ——正常な脳には「実際的な理屈屋」が存在し、それが機能して行動やふるまいを生みだしている。個人の責任もまた、この「実際的な理屈屋」の産物だ。だが脳にはいろんな災難が降りかかる。病変、損傷、卒中発作、神経伝達物質の障害などなど。それらが脳の正常な機能を妨げ、能力を減じるので、責任も小さくなる。それが無罪の根拠に使われる。ことに刑事事件では、被告人の「犯意」の有無が厳しく問われる。最近ペンシルヴェニア州では、脳スキャンによって二つの死刑判決がくつがえった。サイモン・ピレラが二件の第一級殺人罪で有罪となり、二度の死刑宣告を受けた。ところが二一年後の二〇〇四年、訴追手続きの不備のせいで開かれた量刑見直しの再審問で、証拠として提出された脳スキャン画像を見た陪審が死刑判決は重すぎると判断した。前頭葉の異常によって、脳が正常に機能していなかったからという理由だった。さらに二件目の死刑判決無効を訴える裁判では、同じ脳スキャン画像によってピレラは精神遅滞であると診断され、神経心理学者の証言と合わせて、裁判官が「きわめて説得力がある」と判断した(16)。ひとつの脳スキャン画像が、二つの異なる診断の根拠として使われたのだ。法廷でこうした判断が下されるきっかけとなったのが、二〇〇二年のアトキンズ対ヴァージニア州の裁判である。精神遅滞者の死刑執行は、残酷で異常な刑罰を禁じる合衆国憲法修正第八条に違反するというのが州最高裁の判決だった。アトキンズ事件の概要は、スカリア首席裁判官が次のようにまとめている。

原告ダリル・レナード・アトキンズと共犯者はアルコールを摂取し、マリファナを吸引したあと、客から金を奪うために車でコンビニエンスストアに向かった。被害者はエリック・ネズビット、ラングリー空軍基地に所属する飛行士である。アトキンズらはネズビットを拉致し、近くのATMで二〇〇ドルを引きださせたあと、逃がしてくれという被害者の懇願を無視して、人けのない場所に移動した。陪審が信用に足ると認めた共犯者の証言によると、アトキンズは被害者に車から降りるよう命じた。被害者が数歩歩いたところで、アトキンズは彼の胸部、腹部、両腕、両脚を一、二、三、四、五、六、七、八発撃った。

陪審はアトキンズが極刑に値すると評決を下した。量刑見直しの審問では……原告が精神遅滞であるとする詳細な証拠が示された。心理学者が、原告は知能指数五九の軽い精神遅滞であり、「物覚えが悪く」、「人生のあらゆる面で成功してこなかった」と証言した。さらに自らの行動の犯罪性を認識したり、法律を順守した行動をとる能力が「損なわれている」とも話した……原告の家族も、精神遅滞を裏づける証言を行なった……検察側は精神遅滞の証拠に異議を唱え、「知能指数以外に……原告が精神遅滞であることを示す証拠は存在しない」という心理学者の証言を提示して、原告は「少なくとも平均的な知性がある」と述べた。

原告は強盗、強盗未遂、誘拐、火器使用、傷害でそれまでに一六回有罪判決を受けており……それぞれの被害者は原告の暴力性向を詳細に描写した。ビール瓶で頭を殴った、銃で顔を殴りつけた、棒で女性の頭を殴り、地面に倒れた彼女を立たせて腹を撃ったなど……陪審は原告に死刑の評決を下し、ヴァージニア州最高裁が刑を確定していた……。(17)

裁判官の多数意見を書いたスティーヴンズ判事は、極刑を正当化しうる事由は抑止と報復であるが、精神遅滞の被告人にそれを理解できない以上、極刑は残酷で異常な刑罰にあたると述べた。ただし判事は第三の事由である無力化には触れていない。つまり法に定められた刑罰の意図に沿って、既存の信念に基づいて判断されたということだ。被告人の意図は脳の異常によるのかどうかという、科学的議論に拠っているわけではない。さらに、犯罪、もしくは社会が悪と判断していることについて、「精神遅滞」の人間は「やったことは自分に返ってくる」ことを理解できないという憶測も働いている。

　脳の異常を理由に仕立てることには他にもいろいろ問題があるが、仮定が誤っていることが最大の問題だろう。脳をスキャンして異常が見つかった人間が、かならず異常行動をとるとはかぎらないし、責任能力が皆無というわけでもない。脳内には責任をつかさどる領域もネットワークも存在しない。前にも触れたように、責任という概念が生じるのは人と人との相互作用、つまり社会的接触からだ。社会的文脈《コンテクスト》のなかで二人以上の動作主が相互に働きかけを行ない、そこから生まれた規則を反映するとともに、みんながその規則を守るだろうという期待が背後にある。ただ脳が異常だからといって、規則を守れないわけではない。アトキンズ裁判を見てもわかるように、加害者たちは計画を立て、それを実行するのに必要なものを準備した。自分たちの行動が公衆の面前ではできないこともわかっていて、人けのない場所に着くまで実行を踏みとどまることもできた。

　統合失調症のような神経伝達物質の障害の場合、薬物関連事件での逮捕件数こそ増えるものの、暴力行為は薬を飲んでいない患者でわずかに増えるだけで、きちんと服薬している患者だとまったく変わりはない。彼らは規則を理解し、それに従う。だから赤信号では止まるし、買い物をしたら代金を払う。統合失調症というだけで、暴力行為が増え、犯罪を起こしやすいというのは誤りだ。この病気を弁護に使うことは、本人を助けることにはなるかもしれないが、場合によっては不適切な人物を世間に戻すことになりかねない。病気を理由に無実の罪に問われることもあるだろうし、「犯罪に及ぶ前に」患者を収容するという発想にもつながる。レーガン大統領の暗殺未遂事件を起こしたジョン・ヒンクリーは、弁護側が立てた精神科医によって統合失調症と診断され、裁判で無罪になった。だが大統領暗殺はあらかじめ計画された犯行だ。ヒンクリーには高い遂行機能があった。自分の企みが法に違反しているとわかっていたからこそ、武器を隠していた。大統領を撃てば、世間に自分の名が知られることも承知していたのだ。左前頭葉に損傷がある患者も、同じようにゆがんだ仮定で行動しがちだ。本人はもちろん、家族や友人も行動の変化に気づく。ただし暴力発生率で見ると、一般平均の三パーセントから一一~一三パーセントに上がるだけだ。前頭葉の損傷は、暴力行為を予知する目印にはならない。ここが損傷すると暴力行動のスイッチが入る、といった具体的な領域は存在しないのである。ひとつの実例だけで一般論にすることはできない。もし前頭葉の損傷を理由に無罪になるのならば、それをいいことに良からぬ行動に出る者もいるかもしれない（あいつを殴っても前頭葉のせいにすれば無罪放免だ）。損傷を持つ者が、予防措置として全員拘束される事態も起こりうる。こうした問題を考えるときは、善意が不適切な形で利用されることもあると肝に銘じて、慎重になる必要がある。

証拠

精神分析の理論、そして脳スキャン画像はなぜ法廷に入ることが許されたのだろう？　アメリカには科学的証拠を裁判で採用する際の基準が大きく二種類あり、各州もおおむねどちらかに従っている。ひとつはフライ・ルールで、「科学的技法、データ、手法が当該コミュニティに広く受け入れられている場合は、科学的証拠として認めうる」[18]というものだ。もうひとつはドーバート＝ジョイナー＝クンホの「有効性」ルール（†）と呼ばれ、予審判事が科学的証拠と専門家の証言の有効性判断に関して「門番的責任」を負うと定めている。対象となる理論や技法を偽ることが可能か、同分野の研究者による検証を受けているかなど、複数の基準に照らしあわせて判断するわけだ。だが判事はあくまで法律の専門家だ。科学的証拠の有効性を判断できるのだろうか？

科学的に妥当かどうかはともかく、脳スキャン画像がすでに法廷に入りこんでいる現実に私たちは対処しなければならない。機能的脳画像の登場で、脳を決定論的にとらえる傾向がますます加速している。ただ後述するように、最新のスキャン画像ははるかに統計の要素が強い。いずれにしても、機能的脳画像から得られる知見が、法手続きにおける証拠として導入されることは避けられないだろう。しかしこの技術をくわしく知れば知るほど、そうした展望や期待には疑問符がつくのだ。

ひとつの脳ですべてが語れる？　個人差の問題

指紋がそうであるように、脳もひとりひとりで微妙にちがいがある。形態はもちろんそうだが、問題解決のやりかたにも個人差があるのだ。それはいまに始まった話ではなく、心理学研究では昔から個人差を重く見ていた。ところが脳スキャン技術の開発が始まったとき、その事実はとりあえず脇に押しやられた。とにかくきれいな画像を実現することが先決。いま見ているのがどの領域で、どんな機能があり、異なる領域どうしがどんな関係にあるのか、この脳だけの特徴かどうか、といったことは完全に未知の世界だった。とくにMRI画像は脳の大きさや形、断面の方向、スキャン装置のプログラムによって個人差が著しい。ジャン・タライラッハとジャン・トゥルノーは、こうした変動要因に関係なく脳を識別し、測定するための三次元座標系を開発した。表面からは見えない脳中心部構造の位置を、「簡単に識別できる前交連と後交連の特徴」と照らしあわせて特定できるというものだ。MRIやPETで得られた個々の画像を「標準タライラッハ空間」に変換して脳地図を作成することで、特定部位の組織について推論することが可能になる。

ただこの方法には限界もいくつかある。タライラッハが自ら指摘したように、標準空間を構築す

† Standards for Fed. Rule Evid. 702.

るのに使った脳(六〇歳フランス人女性の死後の脳)は平均より小さかった。「脳の大きさ、とりわけ端脳(†)にばらつきがあるため、この手法が高い精度で有効になるのは当該脳だけである」[19]。そこで脳どうしを比較するときは、標準テンプレートに合うよう脳を回転・拡大し、場合によってはゆがめたりもする「最適化ソフト」で処理する。画像のなかでとくに個体差が大きい溝《こう》(大脳皮質表面に走る深い溝)をなめらかにするため、溝の細部が失われ、溝に関して一貫性のある位置情報が得られない。特定領域の位置座標は確率的になり、脳によって位置にばらつきが生じる。そうなると脳のプロセスが起こる場所も確率的で、精度が落ちる。それでも現時点では、頭を開くことなく脳内の位置を定められる最善の方法だ。いわばタライラッハ座標は、神経科学の不確定性原理なのである!

脳機能の標準を画像技術によって確立するには、目当ての信号と脳が発する雑多な信号の比率、すなわち信号雑音比(SN比)が高くなければならない。さもないと、特定の場所で特定の反応があったことがわからないからだ。ダートマス・カレッジのマイケル・ミラーを中心とするグループは、二〇人分の脳画像を合成し、そこに全員の脳の信号を加えていった。特定の信号がつねに存在している領域は、すべての脳に共通してその作業が行なわれるところだと考えていいだろう。しかし、このように脳機能に関する情報の大半が集団平均に落ちつくとしたら、個性はどこに見いだせばよいのだろう? 法廷の被告人が有罪である証拠は? たとえば、過去に見たものを覚えている認知記憶に関して、一六人の被験者を合成した集団マップでは左前頭葉が最も活発になっていた[20]。ところが個別マップを見ると、この場所が明るく光っていない被験者が四人もいた。半年後に同じ実験をしても結果は変わらず、個人差は大きいままだった。はたして集団のパターンを個人に当てはめることはできるのか？

　脳内の神経接続にも個人差がある。脳の研究で長いあいだ顧《かえり》みられなかった白質だが、実は神経構造を連絡する線維の膨大なネットワークになっていて、脳が情報をどう処理するかは、この線維の接続で決まる。いまは拡散テンソル画像（ＤＴＩ）技術でこの接続の個人差まで識別できるようになり、大きな研究成果があがりはじめている。(21)私たちもＤＴＩを活用して、脳梁の接続も人によってちがいがあることを確認した。その実験では、思いうかべた物体を回転させるという右半球で行なわれるプロセス、そして物体と正しい名前を結びつける左半球のプロセスを用いた。たとえば上下さかさまになったボートの絵を被験者に見せる。すると被験者は右半球でその絵をひっくりかえしてから、「ボート」という名前を口にする。次に、さかさまの絵を左半球にだけ見せる。それでも被験者は「えっと、ボートです」と答えるわけだが、回答に時間がかかる人と、そうでない人がいる。ＤＴＩで調べた結果、速い人と遅い人では情報伝達に使う脳梁の場所がまったく異なっていることがわかった。これは構造的な差異で説明ができそうだと思い、さらに調べたところ、脳梁を通る線維の数が場所によってばらつきが大きく、課題処理のルートも人によってちがうことが判明した。(22)だがこれを法廷の場に持ちこんで、被告人に有利、または不利な主張を展開するのは

†脳の前部で大脳皮質、嗅球、脳幹神経節、線条体で構成される。

ほぼ不可能だと思われる。

急いてはことを仕損じる

現時点では、脳スキャン画像を裁判の証拠にすべきでないことは明らかだ。その理由をいくつか挙げてみよう。

(a)脳には個体差があるため、特定の個人に現われる活動パターンが正常か異常か判断できない。

(b)人間の精神、情動、思考様式はたえず変化している。スキャン時点での脳の状態が、犯罪発生当時の状態をそのまま反映しているわけではない。

(c)脳に影響を及ぼす要因は無数にあり、その結果がスキャン画像にも現われる——カフェイン、煙草、アルコール、薬物、疲労、適応戦略、月経周期、汚染物質、疾病、栄養状態など。

(d)脳の性能はつねに一定ではない。同じ作業をこなすのでも、調子は日によって変わる。

(e)脳の画像は偏見を引きおこす。無関係な画像があるだけでも、医学的に信頼できるという先入観が生まれる。

私がこれを書いている二〇一〇年の時点でもこれだけの理由が並ぶ。脳スキャン画像に関しては、いまはまだ誤って使われる危険性が高い。ただ神経科学もテクノロジーも劇的に進歩しており、人間の脳や行動について新しい事実が次々とわかってきているので、将来はどうなるかわからない。

アメリカ合衆国の刑法およびコモン・ローは、イギリスの法律家エドワード・コークの唱えた「犯意の原則」――精神も有罪でないかぎり、行為は有罪ではない――が根底にある。犯意があると見なすには、次の四つの条件を満たす必要がある。

（a）特定の行為に及ぶ、あるいは特定の結果を引きおこすことを意識的な目的として行動する（目的）。
（b）自らの行為の性質が、たとえば善または悪である、合法または違法であると自覚している（知識）。
（c）正当化できない重大なリスクを意識的に無視する（無謀）。
（d）意識してしかるべきだった重大なリスク、もしくは既知のリスクをつくりだす（不注意）。

これらはいずれも脳研究で取りあげられるメカニズムだ。目的は意図のシステムだし、知識と自覚は情動システムだ。無謀は報酬システムだし、不注意は快楽追求システムである。いずれのシステムも研究が進んできているが、それにつれて「犯意の原則」にも疑問が生じつつある。

前にも述べたように、脳の仕事の大半は無意識レベルで行なわれており、本人が意識的に決断する数秒前に決定が下されていることは、ベンジャミン・リベットとチュン・シオン・スーンの研究から明らかになっている。意図の研究は近年ますますおもしろくなってきており、直観に反する意外な結果も報告されている。正常な脳の右頭頂部に弱い電気刺激を与えると、本人は「自分の手を持ちあげる」といった意図を意識する。ところが同じ頭頂部でも少しだけずれた場所に強い刺激を与えると、筋肉はまったく動いていないにもかかわらず、動いた自覚だけ得る。「いま私は手を持ちあげましたよ」（……いや、手は動いてないから）といったぐあいに、何もしていないのに何かした感覚だけ覚えるのだ。[23] さらに前頭部を刺激すると多関節運動が起きるが、本人はそのことをまったく自覚していない。となると、いろいろ指図しているのは無意識の脳ということになるが、ちょっと待った。この実験で調べたのは、「何」と「いつ」に関する意図だ。しかしマルセル・ブラスとパトリック・ハガードは、なぜかこれまで無視されてきた別の側面に着目した。それは意図を履行する「かどうか」[24]、つまり無意識に湧きあがる衝動に意識的にかけるブレーキである。彼らの研究から、背側正中皮質（dFMC）と呼ばれる領域が自己抑制に関わっており、[25] しかも運動準備を担当する領域と接続していることがわかった。[26] 運動準備の領域を調節することで、抑制をきかせていたのである。背側正中皮質の活動の個人差は、抑制活動の頻度と相関関係にあり、自己抑制ができる／できないという本人の傾向もそこに由来することが考えられる。これはひとつの精神状態が次の精神状態を引きおこすトップダウン処理の一例であるとして、ブラスらは固い決定論に異を唱える。

私たちの目に映る意図的な活動はいくつもの要素で構成されていて、それぞれ受けもちの脳の領域は異なる。法廷に持ちこんだ脳スキャン画像で、意図を活動につなげる経路に損傷があった場合、本人が正常か異常かという主張はどちらにも展開可能だ。つまりスキャン画像はどちらの証拠にもならないのである。

相手の心を読む

精神状態は、無罪か有罪かを決める重要な判断材料だ。今後研究が進んで知識が積みあがっていけば、精神状態に関する主張もより緻密になっていくだろう。それは私たち自身の人間観、そして法律の対応も変えることになるはずだ。他者の精神状態を見ぬく読心術は、取りあげるのをためらってしまう話題だ。嘘発見器として昔から使われてきたポリグラフ装置は著しく信頼性に欠け、現在アメリカ合衆国の法廷で採用しているのはニューメキシコ州だけだ。だが脳波を利用した新しい手法も現われており、すでに証拠として認められた実績がある。たとえば脳指紋法は二〇〇一年にアイオワ州の法廷で採用された（†1）。インドでは二〇〇七年に、ポリグラフテストで陽性と出た殺人事件の容疑者二名を、脳電位振動シグネチャーテストにかけることが認められた。同じインドのプーナでは、二〇〇八年にこのテストの結果が殺人事件の裁判で証拠として認められ、被告人が有罪となっている（†2）。fMRIを使った新しい装置もあるが、まだ裁判では使用されていない。こうした手段の信頼性を裏づけるデータが不足しているという批判の声もある。どんなにサンプル数を積みあげても、何パーセントかの割合で偽陽性または偽陰性の判定がどうしても出るわけだから、確実に嘘を見破れるテストなど存在しないと。ただ一〇〇〇回のテストでわずか二回しか偽陽性が出ないテストのほうが、二〇〇回偽陽性を出してしまうテストより信頼できるのはたしかだ。これまで紹介した手法に関しては、偽陽性や偽陰性が出る確率は明らかになっていない。ヴァージニア大学の法律学教授フレデリック・シャウアーも嘘発見テストはまだ時期尚早だと述べ、法と科学の基準は同じではなく、法律と科学はそもそもめざすところが異なるのだと指摘する[27]。訴追する側は、合理的な疑いを超えて有罪を証明するという重荷を背負っている。それは科学が信頼できるデータを要求するのとも似ているだろう。いっぽう弁護する側は、強固な信頼性はなくとも合理的な疑いを示すだけでよい。それは嘘発見テストの結果と似ている。同様に、自己利益を優先させる証人も信頼性は低い。証人の言うことが真実か嘘かを判断するのは裁判官と陪審だが、特別な訓練も受けていない人が真偽を見ぬける確率は、ただの当てずっぽうと大差ないだろう[28]。

法廷で検討されるもうひとつの精神状態、それが苦痛だ。不法行為や制限行為能力の有無が問われる裁判では、詐病《さびょう》か否かを的確に見わける手段が求められる。外見に徴候がまったくない状態で、意識的な精神状態をいかに検知するかという研究も盛んに行なわれており、今後は安楽死の判断などにも応用されると思われる。現時点ではまだ信頼性に欠けるとはいえ、精神状態を見ぬくテストはいずれ実用化されるだろう。

ただそこには、倫理面と司法面で大きな壁が立ちはだかる。そうしたテストの結果は証言として採用されるのか？　警察が捜査の段階で、怪しいやつの心を読みとるのか。それはプライバシーの侵害ではないのか。それを拒否したら？　苦痛の評価が焦点になったり、主張が真っ向から対立する裁判では、証人全員にテストを実施するのか。

法廷の先入観――裁判官、陪審員、弁護士

かつてアンソニー・ケネディ連邦最高裁判事は言った。「法は中立を約束する。この約束が守られなければ法は消滅する」。だが中立はほんとうに可能なのか？

戦争映画に登場する兵士は、敵兵がみんな同じに見えると言う。そこには無意識の脳による二つのプロセスが働いており、法廷での審理が先入観でゆがむのもそのせいだ。そのプロセスのひとつ

†1 Harrington v. State, 659nw 2nd 509 (Supreme Court Iowa 2003)
†2 http://lawandbiosciences.files.wordpress.com/2008/12/beosruling2.pdf

が、自分と同じ人種の顔は他人種の顔よりも正しく認識できるという「自人種バイアス」で、七〇年以上前から心理学の文献で広く報告されてきた。ただしこの現象は、先入観の強さとは無関係に起こる。多種多様な民族が共存している国では、他人種の顔認識があいまいだと大変なことになる。実際この二〇年間の研究で、「偽陽性」、つまり会ったこともない人を以前に見たと誤解する例が増加していることがわかっている。(29) 法廷で犯罪に関わっていない人を誤って犯人扱いしたら重大問題だ。一九九六年のアメリカ司法省の報告では、DNA鑑定で結果がくつがえった有罪判決の八五パーセントが、証人による人ちがいだった。(30) そして他人種の顔の判断を左右する要素のひとつが、「吟味時間」である。顔をじっくり眺める時間が短く、ちらりとしか見ることができないと、人ちがいが起こりやすい。犯罪行為を目撃してから、容疑者を見るまでに時間が空くのも判断の正確さに影を落とす。

法廷ではこの心理現象をもとに、他人種の顔認識は正確性がないと主張する証人や弁護士もいる。自人種バイアスが起きる理由は諸説あるが、最も明快なのは、自人種は接する回数が多いからというものだ。東京で育つ白人の子どもは、カンザスの子どもよりアジア人の顔認識が得意になるだろう。他者の顔認識と認知技術の発達は右脳と結びついていることから、私の同僚であるアバディーン大学のデイヴィッド・タークは、自人種の相貌情報の処理も右脳が優れているのではないかと考えた。そして右脳は相貌全般の認識が得意であることに加え、他人種より自人種の顔をよく認識できることを突きとめた。ちなみに右脳より劣っている左脳の相貌認識能力では、自人種と他人種のちがいはなかった。自人種バイアスのプロセスは右脳にしか存在しないのである。[31]このバイアスが神経生物学的な特徴であることを利用して、証人や陪審員候補者を選定するための強力な手段がいずれ開発されるかもしれない。そうなるとまたしても神経科学は、裁判で取りあげられる証拠、さらには法律自体にまで影響を及ぼすことになる。

法廷での審理に先入観を与えかねない無意識の脳のプロセスはもうひとつある。それは外集団の非人間化だ。この研究に取りくんでいるのが、ラサーナ・ハリスとスーザン・フィスクだ。[32]ハリスらが行なった実験では、アメリカ人の被験者にいろいろな社会集団を見せると、集団によって異なる情動が引きおこされることがわかった。そのうち羨望（金持ちの集団）、誇り（オリンピックのアメリカ人選手たち）、同情（高齢者）は、社会的接触と結びついている領域（内側前頭前皮質）が活発になっていたが、嫌悪（薬物中毒者）のときはそうならなかった。嫌悪を感じているときの内側前頭前皮質は、石のような物体を見ているときとまったく変わらなかったのである。このことから、嫌悪を呼びおこす集団は究極の外集団として扱われ、その構成員は非人間化されていることがわかる。戦争のときも同じことが起こる。私たちは敵の集団に嫌悪感を覚え、彼らを非人間化して侮蔑的なレッテルを貼る。法廷の陪審員、裁判官、弁護士も、ある種の人間に対して無意識に反応しており、それに影響されて人物評価が変わってくる。司法システムもむろんこうした研究に無関心ではなく、無意識の先入観がおよぼす影響に配慮している。陪審員を選ぶときも、先入観が働いていないか弁護士が目を光らせるし、選定された陪審員たちも先入観を持たないよう警告される。

有罪確定――罰するべきか否か

おまえが友人として俺のところに来たのなら、
おまえの娘を台なしにしたあのクズ野郎は今日報いを受ける。

『ゴッドファーザー』より

裁判制度はなるほど複雑かもしれないが、評決に到達するまでの手続きは単純だ。審理に持ちこむにせよ、罪を認めるにせよ、被告人のほとんどは犯罪の動作主である。被告人が有罪と判断されたら、次に量刑を決めねばならないが、厄介なのはここだ。道徳的にまちがったことを故意に実行し、他者を傷つけた被告人をどう処罰するのか。刑法に違反した者は「刑罰」の対象となるが、民法の規定に反したときは被害者への補償に重点が置かれる。裁判官は、被告人の年齢、犯歴、犯罪の重さ、不注意か故意か、被害が予知できたか否か、などから酌量の余地がないか検討し、量刑の基準を考慮して決断を下す。

正義を行なうためのこの決断が、物議の種となる。正義とは道徳的に正しいという概念だが、では何が道徳的に正しいのかというと共通の合意ができたためしはなく、考慮するべき要素はたくさんある。

倫理　この刑罰は犯罪に見あった報復になっているか。もしくは人民の大善に利する、すなわち実利的な効用があるか。
道理　この刑罰または処置はより良い結果に結びつくか？
法　社会のなかで自らの位置を維持するために、遵守することに合意する規則体系。
自然法　行動がもたらした結果。
公正さ　権利に基づくのか？　平等と功罪のどちらに基づくのか？　個人と社会のどちらに基づくのか？
宗教　どの信仰を根拠にするのか？
公平　量刑の決定に裁判所の裁量が入ってもよいのか？

それでも裁判官は正当な決定を下そうと努力する。犯罪者は処罰されるべきか？　もしそうだとすれば、刑罰の目的は何か。報復として当人の権利を制限することか、社会の改善と抑止か、それとも被害者への補償か。この判断を左右するのが裁判官自身の正義観だが、それは大きく分けて三つの方向性がある。報復的正義、実利的正義、そしてもうひとつが修復的正義という新しい概念だ。

報復的正義は後ろ向きだ。自らが関与した犯罪に応じて刑罰が科せられる。因果応報の個人への拡大であり、刑罰そのものが目的だ。ただ犯罪によって道徳が侵害される程度には大きな幅があり、それは刑罰の実施で社会が受ける恩恵の比ではない。だからCDプレーヤーを盗んだぐらいでは終身刑にならないし、人を殺しておいて一か月の保護観察ですむわけがない。正常な精神状態でないと判断されたら、そもそも刑罰の対象にならない。刑罰で焦点になるのは、多少の誤差はあれど、その犯罪に見あうかどうかだけだ。万人は平等であり、処罰も等しく受けるべきという公正感覚からすると、まことにもっともな話だ。金持ちだから罰金が上がったり、貧乏人だから安くなったりしない。どういう背景を持つ者も、同じ刑罰を受ける。有名人だろうと、肌の色が黒や白や茶だろうと関係ない。社会全体の福祉に対する計算は、そこにはまったく入っていない。報復的正義に、抑止力、犯罪者の矯正、被害者への補償という意味あいはない。副産物としてそういう効用があるかもしれないが、それが目的ではないのだ。被害者が損害をこうむったように、犯罪者にも損害を負わせることがねらいなのである。

実利的正義（帰結主義）は前向きだ。犯罪者個人を処罰することで、社会により良い未来をもたらそうとする。これを達成するための処罰には三種類ある。まず罰金、収監、社会奉仕を科すことで、犯罪者（もしくはその模倣をしかねない者）を将来にわたって抑止すること。次に能力剝奪。具体的には刑務所に収容する物理的な隔離、弁護士資格などの剝奪、強姦犯の化学的去勢、死刑などだ。そして第三の処罰は、治療や教育による更生である。このうちどれを選択するかは、累犯性、衝動の強さ、犯歴、倫理（本人が望まない治療を強制できるのか?）、さらには既存の量刑基準を考えあわせて決定することになるわけだが、ここにも神経科学が貢献できる余地がある。実利主義に基づいて量刑を決めたり、治療か保護観察か、措置入院か拘禁かを選ぶにあたっては、累犯性の考慮が不可欠だ。サイコパスや性犯罪者かどうかは、将来の行動を予測できるさまざまな手がかりに加えて、神経マーカーが判断の参考になる。ただ実利的正義では、まだ起きていない将来の犯罪のために処罰を行なうわけで、そうした予測の信頼性次第では、判断を誤って悪い結果を招きかねない。

実利的正義は抑止目的で犯罪者を罰することもあり、犯罪行為と刑罰の軽重はかならずしも比例しない。だからCDプレーヤーを盗んだだけでも、見せしめとして重い刑罰が科せられることもあるし、有名人や世間を騒がせた事件の犯人がより重い刑になることもある。多くの人に知らしめることが将来の犯罪を防止し、ひいては社会の利益になるからだ。実利主義の立場からは、件数の多い軽犯罪に厳しい罰を与えることは抑止効果が高いという声も聞かれる。スピード違反や飲酒運転の初犯者を実刑にするほうが、殺人犯を処罰するより無辜《むこ》の生命が救われるというわけだ。極論を言えば、世間が有罪だと思えば、それが真実か否かに関係なく処罰していいことになる。大義を求める騒乱や暴動を未然に防ぐために、無実の人間をスケープゴートにして逮捕し、投獄するといったことも起こりうるだろう。それは個人の権利の侵害であり、「公正」ではない。実利的正義が反感を買いやすいのはそのためだ。

修復的正義は、犯罪を国家ではなく個人に対する行為と見なす。この考えはバビロニア、シュメール、ローマといった古代文明では一般的だったが、一〇六六年のノルマン人によるイングランド征服（高校で習ったはず）で一変した。征服王ウィリアムは中央集権を進める過程で、犯罪は国家への危害と位置づけ、司法制度から被害者を追いだした。この立場は、刑事訴訟において中立性を確保し、復讐や不当な報復を避けるために必要だとする評価が確立し、二〇世紀後半までアメリカ合衆国の法律の基本理念となっていた。変化が起きたのは一九七四年。カナダ、オンタリオ州のキッチナーで、保護観察官と奉仕活動のまとめ役をしていたキリスト教メノー派の男性が、刑事司法制度の改善策を探る審議会を発足させた。ここから現代版の修復的正義の概念が形成されていったのだ。修復的正義が着目するのは、被害者と犯罪者双方のニーズだ。被害者が受けた損害を埋めあわせて元どおりにし、犯罪者には社会の法を遵守させる。

犯罪者は被害者および関係コミュニティに対して直接説明を行ない、犯行以前の状態に戻すべく可能なかぎり努力する。いっぽう被害者は矯正プロセスに対して発言権を持ち、コミュニティに働きかけて犯罪者に自らの言葉で説明させ、被害者への支援を求め、犯罪者がコミュニティに復帰できる機会を提供する。(33) 被害者、犯罪者、コミュニティがそれぞれ積極的な役割を果たすのだ。この章の冒頭で紹介したメアリー・ヴィンセントのように、犯罪被害者は恐怖で身動きがとれなくなり、その後の人生もままならないことが多い。コミュニティも同様だ。さほど深刻でない犯罪であれば、犯罪者が被害者に直接向きあって真摯に謝罪し、償うことで、被害者は恐怖や怒りから解放される。だが深刻な犯罪となると、修復的正義を実行することは不可能だろう。

生まれたときから裁判官であり陪審員である

裁判官、陪審員、弁護士たちは自らの判断の根拠として、長年受けてきた教育や哲学的な議論など、いかにもな理由をつけるだろう。だが法廷での審理を進行させているのは、公正、互恵、懲罰など私たちが赤ん坊のときから持っている直観である。幼児を対象に精力的な研究を続けているルネ・バラージョンの研究グループは、二歳半の幼児でも公正さの感覚を持っていること、そして一歳四か月からすでにその感覚を発揮していることを確認した。二歳半の子どもに、アニメのキャラクターにもごほうびをあげてと指示したところ、ちょうど半分を与えた。[34] そして一歳四か月の子どもは、ごほうびを等分してくれるキャラクターに好意を示したのである。[35] 互恵主義も生まれたときから備わっている。ただしそれを発揮するのは同じ社会集団の相手だけだ。同じ集団の子であれば、自分といっしょに遊び、おもちゃを貸してくれるのが当たり前だと思い、そうならないと驚く。[36] ちがう集団の子だと、むしろいっしょに遊んだり、おもちゃを貸してもらえたことに驚く。

マイケル・トマセロが実験した幼児たちも、非道徳的な行為をした者を認識し、否定的な反応を見せた。そうした行動の犠牲者が目に見える形で感情を出さなくても、一歳半から二歳の子が手を差しのべ、慰め、自分のものを分けあたえたのである。いっぽうで「加害者」に対しては声をあげて抗議し、助ける、慰める、分けあたえるといった行動は減った。[37] 偶然ではなく故意に規則を破るのは「悪いこと」だと判断したのである。[38] 他者に意図的に苦痛を与える行為は、成人ではよく知られているが、ポール・ブルームの研究では四歳児も同じだとわかった。[39] そういう衝動は年齢を問わずあるらしい。もっともらしい理屈をいくらこしらえようとも、私たちは生まれたときからそうなっているのである。

有言不実行

懲罰に対する信念と実際の行動は、種がちがう生き物かと思うほどかけ離れているし、その理由を論理的に説明することはできない。この話題はすでにどこかで出てきたような……？　そう、直観的な判断に説明をつけようとするインタープリターだ。心理学を専攻する大学院生ケヴィン・カールスミスと指導教官のジョン・ダーリーは、このことに興味をそそられた。彼らはまず被験者に質問をして、報復主義、抑止主義、その両方という三つのグループに分けた。そして犯罪者に刑罰を与える仮想実験を行なったところ、報復主義的な懲罰の選択には、グループ分けがさほど関係していないことがわかった。被験者の九七パーセントは、実利（能力剝奪または抑止）ではなく報復を想定して情報を収集した。[40] 彼らがこだわったのはあくまで犯罪の重さであり、再犯の可能性については見向きもしなかった。将来発生するかもしれない損害ではなく（抑止）、すでに生じた損害に対して懲罰を加えようとしたのである。そして、報復主義と実利主義をていねいに説明し、あくまで実利的な視点から考えるよう指示を出しても、被験者は変わらず犯罪の重さを基準に判断を下した。[41]

ただし自らの決定に対する自信は弱くなっていた。ところが、犯罪者の確保と犯罪防止のどちらに重点を置くべきかという問いに対しては、実利主義を優先して犯罪防止を選ぶ人が断然多かった。犯罪減少をめざす実利主義を支持しつつも、そのために懲罰の内容をねじ曲げることはしたくない。相手に見合ったものを与えるのはやぶさかではないが、それはあくまで相手がふさわしい行動をしたときだけ。つまり公正たらんとしているのである。「人びとは、懲罰は能力剝奪と抑止の目的で科すべきだと思いつつも、正義感ゆえに犯罪の深刻さに応じた量刑を求める」[42]（カトリック教会でも小罪は煉獄どまりだが、大罪は地獄にまっしぐらである）。この強力な公正志向は、決定論に関する文章を読ませると懲罰設定が軽くなるという実験結果とも一致する。自らの行動の責任を持てない犯罪者は厳罰に値しないのである。

人びとは懲罰を科す理由をいろいろ挙げるが、それと実際の行動はかならずしも合っていない。抽象的な概念としては実利主義を支持しても、いざ現実では報復主義に寝がえる。[43]カールスミスとダーリーは、法律が頻繁に改正されるのはこの無節操さのせいだと指摘する。たとえば、軽微な犯罪でも三度有罪になれば終身刑というカリフォルニア州の「3ストライク法」。実利主義的な犯罪対策であるこの法律は、住民投票で七二パーセントという高い支持を集めて成立した。ところが数年後、ピザをひと切れ盗んだだけで終身刑というのは、報復主義的にあまりに「不公正」だと州民は気づく。支持率は五〇パーセント以下に落ちた。「因果応報」の衝動はほぼ直観だけなので、もし修復的正義という魅力的な概念が導入されたら、重大犯罪も刑罰なしで治療のみという純粋すぎる正義が実現するかもしれない。もし修復裁判所、報復裁判所、両者併用裁判所があったら、という仮定でアンケートをとると、軽犯罪は修復裁判所で裁くと答えた回答者が八〇パーセントを占めた。しかし重大犯罪では、修復裁判所と答えた人はわずか一〇パーセントで、両者併用が六五パーセント、報復裁判所が二五パーセントだった。懲罰に関しても似たような回答が得られるだろう。前章で取りあげた他の道徳体系でも同じことだ。ちがうのは私たちの行動ではなく、なぜ自分たちがこんな風に反応するかを説明する理由づけだけである。

自分のしたことは自分で責任を取るべきだ。そう考える裁判官にとっては、報復的刑罰、もしくは修復的正義が道理となる。抑止は効果的であり、刑罰によって悪行を善行に変えることができるが、矯正不可能な人間は一定数存在すると考える裁判官にとっては、実利的刑罰が合理的な判断となるだろう。そして決定論の立場をとる裁判官は、三つの選択肢のうちどれに重きを置くか決めなくてはならない。

（1）犯罪者個人の権利。犯罪者は自らが決定した行動を制御するすべを持たないのだから、刑罰を科すのではなく、可能ならば治療を施すべきだ（だが本人の意思に反してはいけない？）。
（2）被害者が損害賠償を受ける権利と、被害者が抱くかもしれない報復感情。
（3）社会の利益（犯罪者に落ち度はないかもしれないが、通りを歩かせるな）。

日のもとに新しきことなし

アテネの空に顔を出した太陽は、あくびをしながら目を丸くするだろう……「えっ、まだ答えが見つかっていないのか？　その議論はもう何世紀も前から聞いてるぞ」。個人を公正に扱えば公正な社会が生まれると言ったのはアリストテレスだった。プラトンは社会に対する公正さが何より重要だと考え、個々の事例もその目的を鑑《かんが》みて判断した。こうなると、西洋と東アジアの思考プロセスのような二元論になる。個人と社会、どちらに留意するべきか？

この議論から思いだされるのがトロッコ問題だ。情動に訴えかける状況と、他人事ですませられる状況。法廷で犯罪者本人と向きあい、刑罰を科すべきかを判断するときも、直観的で情動的な反応が現われる。「極刑にしろ！」「かわいそうに、本人は殺すつもりはなかったんだ。軽い刑にしてやろう」といったぐあいに。被験者に仮想事例で責任の有無を判断してもらい、そのときの脳をfMRIで観察すると、処罰を決定する段階になって情動関連の領域が活発になった(44)。しかも反道徳性が高く、処罰が重くなる事例ほど活動が高まっていた。処罰判断のときに動員されたのは右背外側前頭前皮質だった。つまり「最後通牒ゲーム」で相手に分け前を与えない判断をするときと同じ領域が、第三者の処罰を決めるときにも使われていたことになる。この実験を行なった研究チームは、「現代の司法制度の発展を支えてきた土台は、二者関係での公正な行動を後押しする先在の認知メカニズムなのかもしれない」と述べている。社会的に重大な状況（たとえば生殖）での一対一の関係が進化に結びついているのだとすれば、個人に対して公正な判断を心がけるのもうなずける。しかし公共政策のような抽象的な問題になると、情動反応は脇に押しやられ、帰結主義寄りの観念的な思考が前面に出る。

哲学者ジャネット・ラドクリフ・リチャーズはこう書いている。

……自由意志と最終責任をめぐる議論を突きつめれば、懲罰に値する者は誰もいないことになる。このことは多くの人が認めるところだ……もしそうならば、懲罰を正当化できるのは報復主義ではなく、反社会的行動を抑止するために必要だとする帰結主義だけだろう。……直接・間接的な加害者に責苦《せめく》を負わせたいと望むことに、進化上まっとうな理由があると考えれば、私たちが持つ強い報復感情も説明できる。真の道徳性に至る案内役などといった理由を付ける必要はない……報復感情に真実への案内役という肩書をつけることなく、人間の奥深いところから発する重要な特徴だと素直に認め、真剣に受けとめることができるかもしれない。それが懲罰への態度を再考する出発点にもなるだろう(45)。

ただし、とリチャーズは続ける。そのとっかかりがどこにあるかは、自分にもわからないと。

微妙なバランス——社会は開化しても懲罰と共存できるのか？

懲罰なしにシステムは機能するのか？　ボールトホール法科大学院のサンフォード・ケーディシュのような「固い」決定論者はそう問いかける。ケーディシュの文章を紹介しよう。「人を非難することは、道徳的な批判を表明することだ。相手の行動が批判に値しなければ、非難は偽りであることになり、相手がそれで傷つくという意味で不当だ」。この立場は報復主義の視点から来ていると解釈できる。決定論的な脳を制御するすべを持たない者は、懲罰に値しないと報復主義者は言う。それと同じことが、一九四五年のホロウェイ対合衆国裁判の判決文でも述べられている。「合理的な判断能力に欠ける者を処罰することは、威厳を損ね、非生物や動物を罰するのと同じぐらい無価値である。判断能力のない者を非難の対象にすることはできない」。平たく言えば、それに値しない者を罰するのは不当ということだ。では許しという概念が認められるだろうか。許しが説明責任や懲罰をしのぐ社会を運営することは、はたして可能なのか。そんなシステムは機能するのか？

前章でも触れたように、私たち人間は他の動物と異なり、多数の非血縁者と協力しあえるように発達してきた。これを進化の側面から説明するのは難しい。非血縁の個体を利する行為は自らの負担が増えるばかりで、個体レベルでは意味がないからだ。なぜそれが成功戦略となりうるのか。答えは、集団レベルでなら意味があるから。最後通牒ゲームでわかったように、人は自分が損してでも非協力者を懲らしめようとする。一回きりのゲームだからといって容赦はしない。それに懲罰が行なわれないと、集団の大小にかかわらず「ただ乗り」する者が出現し、協力関係が破綻することは理論モデルと実験的証拠の両方で立証されている。(46) 協力的な集団を維持するには、ただ乗りに罰を与えなくてはならない。集団のネットワークから説明責任を取りさったら、集団自体が瓦解する。だが処罰なしに責任を果たせるか？　ゲノムレベルではその重要性は了解していても、それ以上のところまで行けるのか、行くべきなのか。最後通牒ゲームのただ乗り屋とか、社会集団の規則に従わない者を罰する話になると、人間は自らを飼いならしてきたというトマセロの説がよみがえってくる。能力剥奪（生命を奪う、追放するなど）という罰があることで、その対象にならないよう、みんなが協力しあうようになったというのだ。けれども、能力剥奪をしないと非協力者がのさばり、社会は崩壊するのだろうか？

こうした疑問の数々は物理主義的な人間観から生じており、私たちがこれらの疑問を考えるときも、その人間観が大きな影を落としているわけだが、そこにはさまざまな問題がある。

選択の自由は社会の相互作用から

責任とは何かを突きつめれば、それは脳の特性ではなく二者間の契約である。その文脈のなかでは決定論は何の意味も持たない。人間の本質はつねに一定だが、いざ社会という場に出てみると、そこでの行動は変化する。無意識の意図にもブレーキをかけることは可能だ。ケーキを無断で食べられたからといって、フォークを手に襲いかかったりしない。ひとりの行動は別の誰かの行動に影響する。ハイウェイパトロールがサイレンを鳴らして接近してきたら、速度計を見てスピードを落とす。前章でも述べているが、私たちは全体像を見なければならない。単体の脳ではなく、たくさんの脳のなかにいて、他の脳とやりとりする脳に注目する必要がある。

ほとんどの人間は、置かれた状況に関係なく規則を守る。犯罪者でも規則を守ることはできる。だから警官の目の前で悪いことはしないし、警官が通りかかったら衝動をこらえる。過去の経験に基づいて行動を選択したのだ。責任ある動作主になれるかどうかの分かれ道はそこにある。

第7章 あとがきにかえて

数年前に見たBBCのドキュメンタリー番組が、いまも脳裏に焼きついている。BBCのベテランリポーターが、インドの旧友を訪ねるというしいたって単純な話だ。カメラマンとリポーターは旧友が住む貧民街の坂道をのぼっていく。道はぬかるんで、いたるところ糞便だらけだ。遠くイギリスから来たリポーターの姿を見つけると、旧友は目を輝かせた。二・五×三メートルの掘立小屋が彼の住居であり、仕事場であり、店だった。ここで子ども用の派手なテニスシューズをつくって、妻と二人の子どもたちを養っているのだ。狭苦しい小屋ながら、生活のすべてが回るよう工夫されている。悪臭に耐えられないカメラマンは帰りたくてうずうずしていたが、旧友は意に介さず、お子さんへのおみやげにとテニスシューズをリポーターに渡した。極貧、困窮としか言いようのない環境のなかにあって、二人の交流はすべてを超越していた——人間の何たるかが浮きぼりになった瞬間だ。「人間であること」のすばらしさを、私たちは心から愛してやまないし、こればかりは科学に奪われてなるものかと思う。私たちはみんな、自分自身に価値があり、ほかの人たちにも価値があることを実感したいのである。

科学が生命、脳、精神の本質をどれほど解きあかそうと、私たちが大切にしている人間としての価値は崩れない。私たちは人間であって、脳ではないのだ。脳がつくりだす精神が、他の脳と作用しあったときに生じる抽象作用、それが私たちだ。その抽象作用のなかに私たちは存在する。科学に揺さぶりをかけられているいま、私たちは人間の真の姿を的確に表わす言葉を必死に探しもとめている。仕組みや働きを知りたいという好奇心に終わりはない。科学全体を取りまく決定論がほしがるのは、もっと殺伐とした人間観だ――どんなに外面を取りつくろおうとも、しょせん人間は一種の装置であり、物理的に定められた宇宙の力に、自動的かつ無自覚に奉仕しているだけだと。だからひとりひとりの人間はチェスのポーンみたいなもので、大した価値はない。

この窮地から逃れるには、決定論的人間観など無視して、現象レベルで人生のすばらしさを称えるのが常道だ。ヨセミテの壮大な景色、セックスの喜び、孫と過ごす時間などなど。私たちがそれらを楽しいと感じるのは、楽しめるようなつくりになっているからだ。人間はそういう風にできている。話はそこまで。ドライマティーニをこしらえ、安楽椅子に身体をゆだねておもしろい本でも読もう。

だが私は、この本で別の逃げ道を示そうとした。個人レベルでも社会レベルでも、人生で得られる経験は創発する精神システムに影響を及ぼす。さまざまな経験が強い力となって、精神を変調させるのだ。そうした経験は脳に制約をかけるだけではない。脳と精神という二層間の相互作用が、意識される現実、たしかに感じることのできるいまの瞬間を生みだしていることも教えてくれる。脳の神秘のヴェールをはがしていくことが、現代神経科学の仕事だ。だが、独立して分散しているモジュールすべてを管理する規則やアルゴリズムが、どう働いて人間の状態をつくりだしているかを突きとめるまで、仕事は終わりではない。

脳は自動的に機能していて、自然界の法則に従っている。この事実を知ると元気が出てくるし、もやが晴れたような気持ちになる。なぜ元気が出るかというと、自分たちは意思決定装置だと確信できるし、脳が頼りになる構造だとわかるからだ。そしてなぜもやが晴れるかというと、自由意志という不可解なものが見当ちがいの概念だとわかったからだ。それは人類史の特定の時代に支持されていた社会的、心理的信念から出てきたものであり、現代科学の知識が背景にないだけでなく、矛盾さえしている。物理学者のジョン・ドイルは私にこんなことを書いてきた。

整合性があり、機能とふるまいが嚙みあっているように見えるシステムには、何らかの「本質」が存在していて、中央制御の要素が総責任者をしているにちがいない。私たちはそう考えるのが習い性になっている。私たちは抜きがたい本質主義者だ。左脳がそれを物語っている。それにきみが指摘するように、私たちは見つからないものをこしらえた。名前はホムンクルスだったり、精神、魂、遺伝子だったりといろいろだが、ふつうの還元主義的な意味ではめったに存在しないものだ……総責任者である「本質」なるものは、不在というわけではなく、分散しているのだ。それはプロトコル、規則、アルゴリズム、ソフトウェアのなかにある。細胞もアリ塚も、インターネット、軍隊、脳もみんなそうやって機能している。どこかの箱に入ってるわけではないから、想像するのは難しい。もっとも、そんな箱があったらそれが単一障害点となるので、設計としては失敗だ。重要なのは、「本質」はモジュールではなく、モジュールが従わなくてはならない規則にあるということだ。

この本の筆をおこうとしているいま、私は自分の視点も微妙に変わっていることに気がついた。それが科学者の人生だ。事実は変わらない。変わるのは、日々積みあがっていく自然界の事実をどう理解するかという考えかただ。とくに神経科学や心理学といった解釈の要素が大きい分野では、それが顕著である。科学者は朝目ざめるたびに、身もだえしながら自問する――あれとこれに関する自分の解釈は、実際に起きていることを過不足なくとらえているのだろうか？　解釈の弱点は本人がいちばんよくわかっているから、いきおい科学者はつねに神経をとがらせることになる。これはあまり心地いい状態とは言えない。世界でいちばん頭の切れる男のひとり、レオン・フェスティンガーにたずねたことがある。自分が研究者に向かないと思ったことはある？　彼の答えはこうだった。「もちろんだとも！　いつもそう思っているから、研究者としてやっていけるんだ」

この本で取りあげた話題を振りかえりながら思ったのは、精神プロセスが脳を制約する、あるいはその逆のときに起こることを、的確に伝える表現を考える必要があるということだ。問題はこの二つの層のインターフェースだ。それは下向きの因果関係と上向きの因果関係が出あうところにある。あるいはそこには存在せず、相互作用する脳と脳のあいだの空間にある。階層構造のインターフェースで起きていることに、精神と脳の関係を解きあかす答えがあるのだが、それをどう言いあらわせばよいのか？　この創発レベルは時間経過が独特で、実際に起こる行動と足並みを揃えている。私たちがいまの時間、現実の手ごたえを感じながら、責任のある行動をとれているのも、この抽象作用のおかげだ。私たちに意識される前に脳が仕事をしているという話題は、異なる作用レベルの視点からは異論も多く、重要視されていない。階層式の相互作用に適切な表現をいかに見つけるか。それが今世紀の科学の課題だと私は思っている。

謝辞

本を一冊書くたびに、同僚と家族、関係機関への恩義は積みあがるいっぽうだ。本書に関しては、まず二〇〇九年秋のギフォード講義が大きなきっかけとなった。二週間の連続講義というエディンバラ大学からの依頼は、私にとって心躍る挑戦だった。私はこの講義で、人生の哲学的な問題について、とくに自分の行動に責任を持つということについて、神経科学から学んだことを伝えたいと思った。このテーマには多くの人が興味を持ってくれたが、意外だったのは妻のシャーロットや子どもたちのマーリン、アン、フランセスカ、ザカリー、娘婿のクリス、姉のレベッカまで講義を聞きたいと言いだしたことだ。彼らはそろってエディンバラにやってくると、アパートまで借りて私に圧力をかけた。講義の準備には四苦八苦したが、それはすばらしい二週間だった。少なくとも彼らはそう言ってくれた。

一連のできごとを振りかえってみると、講義そのものはまだ簡単だった。講義をするといろいろな考えがまとまってくる。だがそれを文章にするのはまた別の作業で、ここでも多くの人の助けを借りた。ことに姉のレベッカは、持ち前の編集の腕前とウィットで、おしゃべりするように伝えたいという私のスタイルをさらに大きく展開してくれた。彼女にはいくら感謝してもしきれない。デイナ財団の同僚で友人でもあるジェーン・ネヴィンズの鋭い目と確実な編集能力は右に出る者がいない。一歩下がってこちらの好きなようにやらせてくれて、おかしなことになったときだけ手を差しのべてくれる。実はそういうことがしょっちゅうだったが、そのたびにかならず学ぶことがあった。

お世話になった同僚研究者を全員紹介することはとうてい不可能だ。私の指導教官で、おそらく史上最も偉大な脳科学者であるロジャー・スペリーをはじめ、多くの方が刺激を与えてくれた。またこの本を読めば明らかだが、私自身の視点は多くの大学院生やポスドクの影響を受けている。彼らは筆者にもひけをとらない貢献をしてくれた。またレオン・フェスティンガー、ジョージ・ミラー、デイヴィッド・プレマックといった各分野の巨人たちは、私を実物より優れた研究者に仕立てあげようと心を砕いてくれた。ギフォード講義の経験があるドナルド・マッケイもだ。ほかにもマイケル・ポズナー、スティーヴン・ヒリヤード、レオ・チャルパ、フロイド・ブルーム、エミリオ・ビッツィ、マーク・ライケル、スコット・グラフトン、エンデル・タルヴィング、スティーヴン・ピンカーなどなど、とても書ききれない。ほんとうに実り豊かな日々だった。原稿を批評してくれたウォルター・シノット＝アームストロングとマイケル・ポズナー、精神と脳の研究が今後進むべき方向について、無尽蔵の洞察を与えてくれたカリフォルニア工科大学のジョン・ドイルにはとくに感謝を伝えたい。カリフォルニア工科大学がキャリアの出発点だった私にとって、この大学の門をふたたびくぐって多くのことを学べたのは最高の喜びだった。

訳者あとがき

本書は *Who's in Charge?: Free Will and the Science of the Brain* の翻訳である。著者のマイケル・S・ガザニガはカリフォルニア大学サンタバーバラ校心理学教授で、認知神経科学の第一人者だ。カリフォルニア工科大学の博士課程に在籍中、のちにノーベル生理学・医学賞を受賞する神経心理学者ロジャー・スペリーに師事する。分離脳（てんかん治療のために右脳と左脳をつなぐ脳梁を切断した状態）研究の先駆者であるスペリーの指導のもと、ガザニガも分離脳患者を対象にさまざまな実験を行ない、脳の右半球と左半球の働きのちがいについて、新しい事実を次々と発見していった。研究活動から得られた幅広い知見を、飾らない語り口で一般読者に伝える著作でも評価が高く、日本でもこれまでに『人間らしさとはなにか？――人間のユニークさを明かす科学の最前線』（インターシフト、二〇一〇年）、『脳のなかの倫理――脳倫理学序説』（紀伊國屋書店、二〇〇六年）、『二つの脳と一つの心――左右の半球と認知』（ミネルヴァ書房、一九八〇年）などが出版されている。

本書は、ガザニガが二〇〇九年に二週間にわたって行なったギフォード講義「The Science of Mind Constraining Matter（肉体を制約する精神の科学）」の内容をまとめたものだ。ギフォード講義は日本ではなじみが薄いと思うので、本文を補う形で少し説明しておこう。一九世紀スコットランドの判事、アダム・ロード・ギフォードの遺志を継いで、エディンバラ大学、グラスゴー大学、セント・アンドリューズ大学、アバディーン大学の四校が共同開催している自然神学の連続講座だ。これまで登場した講演者を眺めると、本文で紹介された人びとのほかに、ノーム・チョムスキー（言語学者）、ロジャー・ペンローズ（理論物理学者）、カール・セーガン（天文学者・作家）、アイリス・マードック（作家）、ハンナ・アーレント（哲学者）など錚々たる名前が並んでいる。自然神学講座と銘打っているが、「あくまで自然科学として論じる」ことが目的なので、信仰や神を前面に押しだすのではなく、各分野を究めた偉大な知性が、それぞれの領域と自然や社会、ひいては人間自身との関わりについてゆるやかに語っている。事前に申しこみさえすれば、誰でも無料で聴講可能だそうだ。

ガザニガがこの講義で問いかけるのは自由意志の問題だ。自由意志と聞くと難しそうだが、要するに「今日の昼飯はトンカツ定食にしよう」というあなたの決断は、ほんとうにあなたが下したものと言えるのか、ということだ。そんなの当たり前じゃないか、とたいていの人が答えるだろう。腹が減っていたし、脂っこいものを食べたいと思ったからトンカツにしたのだと。

空腹を感じたり、食べ物を連想したりするのは脳の働きだ。脳の研究が本格的に始まったのは一九世紀後半からだが、そこで明らかになった最大の特徴が機能局在である。脳は役割ごとに担当領域が決まっている。言葉ひとつとっても、誰かがしゃべるのを聞いて理解する場所と、文章をこしらえる場所はまったく別だ。さらに、脳は左右対称の形をしているものの、右脳と左脳のできることには得意・不得意がある。

脳研究がさらに進むにつれて、もうひとつわかってきたことがある。脳内で起こるプロセスも、突きつめれば神経細胞の接続や電位差、化学物質の濃度変化といった科学的現象の積みかさねだということだ。つまりミクロレベルで見れば、脳といえども心臓や大腸といった他の臓器とやっていることは大差ない。

人間は肉体と精神から構成されている——私たちは漠然とだがそう認識している。「本能的な肉体」を一段高いところから統制しているのが「理性的な精神」であり、その精神を生みだしているのが、ほかでもない脳であることはなんとなく理解している。たしかに、外から入ってきた情報を分析・解釈したり、言葉を操ったり、先のことを予測したりという高次元の精神活動は、脳にしかできない仕事だ。

ところがそのありがたい脳も、実は無数のシステムの集合体だ。状況に応じて必要なシステムだけにスイッチが入り、生化学的プロセスを積みあげたり、つなげたりして目の前の仕事をこなしていく。ただし機械ではないので、処理の途中でエラーも起こるし、想定と合わないことがあると、解釈をねじ曲げてしまうこともある。

こうなると「トンカツ問題」もそんなに単純な話でないことがわかってくる。お昼はトンカツにしようという決心も、脳内のごく一部の場所で起きた何らかの生化学的現象を、都合よく解釈した結果だ。そこにかかわるすべてのプロセスが意識にのぼり、認識されているわけではない。それなのに、私たちは「自分で思いついてそう決めた！」と確信している。ほんとうはグルメ番組で見たトンカツがおいしそうで、その残像をひきずっていたかもしれないのに。

では、トンカツにするぞという「自由意志」はただの幻想なのだろうか。すべては自分のあずかり知らないところで脳が勝手にやったこと？

そんなややこしい話が、自分たちに何の関係があるのかと思われるかもしれない。だが私たちは高度に発達した社会組織の一員である以上、社会のまとまりを維持していくために、構成員の判断や行動が責任を問われ、説明を求められる状況がかならず起きる。極端な例だが、たとえば犯罪をおかしたとき。善悪の判断がつかず、自分の行動の結果が合理的に予測できない状態だった場合は、罪に問われないことになっている。要するに責任能力ということだが、言いかえれば犯罪行為への意図、すなわち「自由意志」があったかどうかだ。

しかし裁判で争われる責任能力は、そもそも定義からして曖昧だ。それに加えて、近年は神経科学の知見が法廷に持ちこまれることもあり、外国では脳スキャン画像が証拠となって判決がくつがえった例もあるという。「脳が勝手にやったこと」という主張がまさに通ったわけだ。

脳は人体に残された最後の謎と言われてきたが、科学的なレベルでの解明が急ピッチで進むにつれて、その最新の研究成果が社会の道徳観や規範に揺さぶりをかける事態も起こりはじめている。本書の原題どおり「責任者は誰だ？」と問いかける声があちこちであがり、激しい議論が巻きおこるだろう。本書を通じて、科学と社会倫理が火花を散らしてぶつかりあう知の最前線をかいま見たあと、「でもやっぱり昼飯ぐらい好きに決めよう」と思っていただければ幸いである。

二〇一四年七月

藤井留美

identical non-human agents. Poster session presented at the annual meeting of the International Society of Infant Studies, Baltimore, MD.
(35) Geraci, A., & Surian, L. (2010). *Sixteen-month-olds prefer agents that perform equal distributions*. Poster session presented at the annual meeting of the International Society of Infant Studies, Baltimore, MD.
(36) He, Z., & Baillargeon, R. (2010). *Reciprocity within but not across groups: 2.5-year-olds' expectations about ingroup and outgroup agents*. Poster session presented at the annual meeting of the International Society of Infant Studies, Baltimore, MD.
(37) Vaish, A., Carpenter, M., & Tomasello, M. (2010). *Moral mediators of young children's prosocial behavior toward victims and perpetrators*. Poster session presented at the annual meeting of the International Society of Infant Studies, Baltimore, MD.
(38) Harris, P. L., & Nunez, M. (1996). Understanding permission rules by preschool children. *Child Development, 67* (4), 1572-1591.
(39) Hamlin, J., Wynn, K., Bloom, P., & Mahagan, N., Third-party reward and punishment in young toddlers. (Under review)
(40) Carlsmith, K. M. (2006). The roles of retribution and utility in determining punishment. *Journal of Experimental Social Psychology, 42*, 437-451.
(41) Darley, J. M., Carlsmith, K. M., Robinson, P. H. (2000). Incapacitation and just deserts as motives for punishment. *Law and Human Behavior, 24*, 659-683.
(42) Carlsmith, K. M., & Darley, J. M. (2008). Psychological aspects of retributive justice. In M. P. Zanna (Ed.), *Advances in experimental social psychology* (Vol. 40, pp. 193-236). San Diego, CA: Elsevier.
(43) Carlsmith, K. M. (2008). On justifying punishment: The discrepancy between works and actions. *Social Justice Research, 21*, 119-137.
(44) Buckholtz, J. W., Asplund, C. L., Dux, P. E., Zald, D. H., Gore, J. C., Jones, O. D., & Marois, R. (2008). The neural correlates of third-party punishment. *Neuron, 60*, 930-940.
(45) Richards, J. R. (2000). *Human nature after Darwin* (p. 210). New York: Routledge.
(46) Boyd, R., Gintis, H., Bowles, S., & Richerson, P. J. (2003). The evolution of altruistic punishment. *Proceedings of the National Academy of Sciences of the United States of America, 100* (6), 3531-3535.

activations associated with episodic retrieval are reliable over time. *Journal of Cognitive Neuroscience, 14* (8), 1200-1214.

(21) Doron, C., & Gazzaniga, M. S. (2009). Neuroimaging techniques offer new perspectives on callosal transfer and interhemispheric communication. *Cortex, 44* (8), 1023–1029.

(22) Putman, M. C., Steven, M. S., Doron, C., Riggall, A. C., & Gazzaniga, M. S. (2009). Cortical projection topography of the human splenium: Hemispheric asymmetry and individual difference. *Journal of Cognitive Neuroscience, 22* (8), 1662-1669.

(23) Desmurget, M., Reilly, K. T., Richard, M., Szathmari, A., Mottolese, C., & Sirigu, A. (2009). Movement intention after parietal cortex stimulation in humans. *Science, 324* (811), 811-813.

(24) Brass, M., & Haggard, P. (2008). The what, when, whether model of intentional action. *Neuroscientist, 14* (4), 319-325.

(25) Brass, M., & Haggard, P. (2007). To do or not to do: The neural signature of self-control. *Journal of Neuroscience, 27* (34), 9141-9145.

(26) Kuhn, S., Haggard, P., & Brass, M. (2009). Intentional inhibition: How the "veto-area" exerts control. *Human Brain Mapping, 30* (9), 2834-2843.

(27) Schauer, F. (2010). Neuroscience, lie-detection, and the law: Contrary to the prevailing view, the suitability of brain-based lie-detection for courtroom or forensic use should be determined according to legal and not scientific standards. *Trends in Cognitive Science, 14* (3), 101-103.

(28) Bond, C. F., & De Paulo, B. M. (2006). Accuracy of deception judgments. *Personality and Social Psychology Review, 10*, 214-234.

(29) Meisser, C. A., & Bigham, J. C. (2001). Thirty years of investigating the ownrace bias in memory for faces: A meta-analytic review. *Psychology, Public Policy, and Law, 7* (1), 3-35.

(30) Connors, E., Lundregar, T., Miller, N., & McEwan, T. (1996). *Convicted by juries, exonerated by science: Case studies in the use of DNA evidence to establish innocence after trial.* Washington, DC: National Institute of Justice.

(31) Turk, D. J., Handy, T. C., & Gazzaniga, M. S. (2005). Can perceptual expertise account for the own-race bias in face recognition? A split-brain study. *Cognitive Neuropsychology, 22* (7), 877-883.

(32) Harris, L. T., & Fiske, S. T. (2006). Dehumanizing the lowest of the low: Neuroimaging responses to extreme out-groups. *Psychological Science, 17* (10), 847-853.

(33) Wilkinson, R. A. (1997). A shifting paradigm: Modern restorative justice principles have their roots in ancient cultures. *Corrections Today*. Dec. Retrieved from http://www.drc.state.oh.us/web/Articles/article28.htm

(34) Sloane, S., & Baillargeon, R. (2010). *2.5-Year-olds divide resources equally between two*

(8) Nisbett, R. E. (2003). *The geography of thought: How Asians and Westerners think differently and why* (pp. 2-3, 5). New York: Free Press. [『木を見る西洋人　森を見る東洋人——思考の違いはいかにして生まれるか』村本由紀子訳、ダイヤモンド社]
(9) Hedden, T., Ketay, S., Aron, A., Markus, H. R., & Gabrieli, J. (2008). Cultural influences on neural substrates of attentional control. *Psychological Science 19* (1), 12-17.
(10) Uskul, A. K., Kitayama, S., & Nisbett, R. E. (2008). Ecocultural basis of cognition: Farmers and fishermen are more holistic than herders. *Proceedings of the National Academy of Sciences of the United States of America, 105* (25), 8552-8556.
(11) Kim, H. S., Sherman, D. K, Taylor, S. E., Sasaki, J. Y., Chy, T. Q., Ryu, C., Suh, E. M., & Xu, J. (2010). Culture, serotonin receptor polymorphism and locus of attention. *Social Cognitive & Affective Neuroscience, 5*, 212-218.
(12) Personal communication.
(13) United Kingdom House of Lords decisions. Daniel M'Naghten's case. May 26, June 19, 1843. Retreived from http://www.bailii.org/uk/cases/UKHL/1843/J16.html
(14) Weisberg, D. S., Keil, F. C., Goodstein, J., Rawson, E., & Gray, J. R. (2008). The seductive allure of neuroscience explanations. *Journal of Cognitive Neuroscience, 20*, 470-477.
(15) Shariff, A. F., Greene, J. D., Schooler, J. W. (submitted). His brain made him do it: Encouraging a mechanistic worldview reduces punishment.
(16) Staff working paper (2004). An overview of the impact of neuroscience evidence in criminal law. *The President's council on Bioethics*. Retrieved from http://bioethics.georgetown.edu/pcbe/background/neuroscience_evidence.html
(17) Scalia, A. (2002). *Akins v. Virginia* (00-8452) 536 U.S. 304. Retrieved August 9, 2010, from http://www.law.cornell.edu/supct/html/00-8452.Z.
(18) Snead. O. C. (2006). Neuroimaging and the courts: Standards and illustrative case index. *Report for Emerging Issues in Neuroscience Conference for State and Federal Judges*. Retrieved from http://www.google.co.jp/url?sa=t&rct=j&q=&esrc=s&frm=1&source=web&cd=3&ved=0CCgQFjAC&url=http%3A%2F%2Fwww.ncsc.org%2FConferences-and-Events%2FSTC-seminar%2F~%2Fmedia%2FFiles%2FPDF%2FConferences%2520and%2520Events%2FAAAS%2FNeuroimaging%2520and%2520the%2520Courts%2520Standards%2520and%2520Illustrative%2520Case%2520Index.ashx&ei=BTTDU7OCGpK68gW7iYG4Aw&usg=AFQjCNG0tgF-KH_H0o35RfL6OlwLpt9LyA&bvm=bv.70810081,d.dGc&cad=rjt
(19) Talairach, P. T., & Tournoux, P. (1988). *Co-planar stereotaxic atlas for the human brain: 3-D proportional system: An approach to cerebral imaging* (p. vii). New York: Thieme Medical Publishers.
(20) Miller, M. B., van Horn, J. D., Wolford, G. L., Handy, T. C., Valsangkar-Smyth, M., Inati, S., . . . Gazzaniga, M. S. (2002). Extensive individual differences in brain

(2001). An fMRI investigation of emotional engagement in moral judgment. *Science, 293* (5537), 2105-2108.
(67) Hauser, M. (2006). *Moral minds*. New York: HarperCollins.
(68) Koenigs, M., Young, L., Adolphs, R., Tranel, D., Cushman, F., Hauser, M., & Damasio, A. (2007). Damage to the prefrontal cortex increases utilitarian moral judgements. *Nature, 446*, 908–911.
(69) Pinker, S. (2008, January 13). The moral instinct. *The New York Times*. Retrieved from http:www.nytimes.com
(70) Haidt, J., & Joseph, C. (2004). Intuitive ethics: How innately prepared intuitions generate culturally variable virtues. *Dædalus, 133* (4), 55-66; and Haidt, J., & Bjorklund, F. (2008). Social intuitionists answer six questions about moral psychology. In W. Sinnott-Armstrong (Ed.), *Moral psychology* (Vol. 2, pp. 181-217). Cambridge, MA: The MIT Press.
(71) Darwin, C. (1871). The descent of man. In M. Adler (Ed.), *Great books of the western world* (1952 ed., Vol. 49, p. 322). Chicago: Encyclopædia Britannica.
(72) Knoch, D., Pascual-Leone, A., Meyer, K., Treyer, V., & Fehr, E. (2006). Diminishing reciprocal fairness by disrupting the right prefrontal cortex. *Science, 314* (5800), 829-832.
(73) Anderson, S. W., Bechara, A., Damasio, H., Tranel, D., & Damasio, A. R. (1999). Impairment of social and moral behavior related to early damage in human prefrontal cortex. *Nature Neuroscience, 2* (11), 1032-1037.

第６章　私たちが法律だ

(1) Van Biema, D., Drummond, T., Faltermayer, C., & Harrison, L. (1997, March 3). A recurring nightmare. *Time*. Retrieved from http://www.time.com
(2) Spake, A. (1997, March 5). Newsreal: The return of Larry Singleton. *Salon*. Retrieved from http://www.salon.com
(3) Puit, G. (2002, January 6).1978 Mutilation: Family relieved by Singleton's death. *Review Journal*. Retrieved from http://crimeshots.com/VincentNightmare.html
(4) Taylor, M. (2002, January 1). Lawrence Singleton, despised rapist, dies / He chopped off teenager's arms in 1978. *San Francisco Chronicle*. Retrieved from http:www.sfgate.com
(5) Harrower, J. (1998). *Applying psychology to crime*. Hillsdale, NJ: Lawrence Erlbaum Associates.
(6) Hackett, R. (2003, January 30). A victim, a survivor, an artist. *Seattle Post-Intelligencer*. Retrieved from http://www.seattlepi.com/local/106424_maryvincent30.shtml
(7) Nisbett, R. E., Peng, K., Choi, I., & Norenzayan, A. (2001). Culture and systems of thought: Holistic versus analytic cognition. *Psychological Review, 108* (2), 291-310.

Psychology, 77 (3), 343-352.
(53) Yabar, Y., Cheung, N., Hess, U., Rochon, G., & Bonneville-Hébert, M. (2001). *Dis-moi si vous êtes intimes, je te dirais si tu mimes* [Tell me if you're intimate and I'll tell you if you'll mimic]. Paper presented at the 24th Annual Meeting of the Société Québécoise pour la Recherche en Psychologie, October 26–28. Chicoutimi, Canada.
(54) de Waal, F. (2001). *The ape and the sushi master: Cultural reflections of a primatologist*. New York: Basic Books. [『サルとすし職人――〈文化〉と動物の行動学』西田利貞・藤井留美訳、原書房]
(55) See: Baner, G., & Harley, H. (2001). The mimetic dolphin [Peer commentary on the paper, "Culture in whales and dolphins" by L. Rendall & H. Whitehead]. *Behaviorial and Brain Sciences, 24*, 326-327.
(56) Visalberghi, E., & Fragaszy, D. M. (1990). Do monkeys ape? In S. T. Parker & K. R. Gibson (Eds.), *Language and intelligence in monkeys and apes* (pp. 247-273). Cambridge: Cambridge University Press; and Whiten, A., & Ham, R. (1992). On the nature and evolution of imitation in the animal kingdom: Reappraisal of a century of research. In P. J. B. Slater, J. S. Rosenblatt, C. Beer, & M. Milinski (Eds.), *Advances in the study of behavior* (pp. 239-283). New York: Academic Press.
(57) Kumashiro, M., Ishibashi, H., Uchiyama, Y., Itakura, S., Murata, A., & Iriki, A. (2003). Natural imitation induced by joint attention in Japanese monkeys. *International Journal of Psychophysiology, 50* (1-2), 81-99.
(58) Hume, D. (1777). *An enquiry concerning the principles of morals* (1960 ed., p. 2). La Salle, IL: Open Court. [『道徳原理の研究』渡部峻明訳、晢書房]
(59) Brown, D. E. (1991). *Human universals*. New York: McGraw-Hill. [『ヒューマン・ユニヴァーサルズ――文化相対主義から普遍性の認識へ』鈴木光太郎・中村潔訳、新曜社]
(60) Haidt, J. (2010). Morality. In S. T. Fiske, D. T. Gilbert, & G. Lindzey (Eds.), *Handbook of social psychology* (5th ed., Vol. 2, pp. 797–832). Hoboken, NJ: Wiley.
(61) Haidt, J. (2001). The emotional dog and its rational tail: A social intuitionist approach to moral judgment. *Psychological Review, 108* (4), 814-834.
(62) Haidt, J., & Bjorklund, F. (2008). Social intuitionists answer six questions about moral psychology. In W. Sinnott-Armstrong (Ed.), *Moral psychology* (Vol. 2, pp. 181–217). Cambridge, MA: The MIT Press.
(63) Westermarck, E. A. (1891). *The History of Human Marriage*. New York: Macmillan.
(64) Shepher, J. (1983). *Incest: A biosocial view*. Orlando, FL: Academic Press; and Wolf, A. P. (1970). Childhood association and sexual attraction: A further test of the Westermarck hypothesis. *American Anthropologist, 72* (3), 864-874.
(65) Lieberman, D., Tooby, J., & Cosmides, L. (2002). Does morality have a biological basis? An empirical test of the factors governing moral sentiments relating to incest. *Proceedings of the Royal Society B: Biological Sciences, 270* (1517), 819-826.
(66) Greene, J. D., Sommerville, R. B., Nystrom, L. E., Darley, J. M., & Cohen, J. D.

(38) See: Baron-Cohen, S. (1995). Mindblindness: An essay on autism and theory of mind. Cambridge, MA: The MIT Press; and Baron-Cohen, S., Leslie, A. M., & Frith, U. (1985). Does the autistic child have a "theory of mind"? *Cognition, 21* (1), 37-46.
(39) Rizzolatti, G., Fadiga, L., Gallese, V., & Fogassi, L. (1996). Premotor cortex and the recognition of motor actions. *Cognitive Brain Research, 3* (2), 131-141.
(40) Fadiga, L., Fogassi, L., Pavesi, G., & Rizzolatti, G. (1995). Motor facilitation during action observation: A magnetic stimulation study. *Journal of Neurophysiology, 73* (6), 2608-2611.
(41) Singer, T., Seymour, B., O'Doherty, J., Kaube, H., Dolan, R. J., & Frith, C. D. (2004). Empathy for pain involves the affective but not sensory components of pain. *Science, 303* (5661), 1157-1162.
(42) Jackson, P. L., Meltzoff, A. N., & Decety, J. (2005). How do we perceive the pain of others? A window into the neural processes involved in empathy. *NeuroImage, 24* (3), 771-779.
(43) Dimberg, U., Thunberg, M., & Elmehed, K. (2000). Unconscious facial reactions to emotional facial expressions. *Psychological Science, 11* (1), 86-89.
(44) Chartrand, T. L, & Bargh, J. A. (1999). The chameleon effect: The perception-behavior link and social interaction. *Journal of Personality and Social Psychology, 76* (6), 893-910.
(45) Giles, H., & Powesland, P. F. (1975). *Speech style and social evaluation*. London: Academic Press.
(46) For a review see: Chartrand, T. L., Maddux, W. W., & Lakin, J. L. (2005). Beyond the perception-behavior link: The ubiquitous utility and motivational moderators of nonconscious mimicry. In R. R. Hassin, J. S. Uleman, & J. A. Bargh (Eds.), *The new unconscious* (pp. 334-361). New York: Oxford University Press.
(47) van Baaren, R. B., Holland, R. W., Kawakami, K., & van Knippenberg, A. (2004). Mimicry and prosocial behavior. *Psychological Science, 15* (1), 71-74.
(48) Chaiken, S. (1980). Heuristic versus systematic information processing and the use of source versus message cues in persuasion. *Journal of Personality and Social Psychology, 39* (5), 752-766.
(49) Hatfield, E., Cacioppo, J. T., & Rapson, R. L. (1993). Emotional contagion. *Current Directions in Psychological Sciences, 2* (3), 96-99.
(50) Lanzetta, J. T., & Englis, B. G. (1989). Expectations of cooperation and competition and their effects on observers' vicarious emotional responses. *Journal of Personality and Social Psychology, 56* (4), 543-554.
(51) Bourgeois, P., & Hess, U. (1999). Emotional reactions to political leaders' facial displays: A replication. *Psychophysiology, 36*, S36.
(52) Bourgeois, P., & Hess, U. (2007). The impact of social context on mimicry. *Biological*

variation in active network size: Constraints and ego characteristics. *Social Networks, 1* (2), 138-146.
(23) Dunbar, R. I. M. (1996). *Grooming, gossip, and the evolution of language.* Cambridge, MA: Harvard University Press.［『ことばの起源――猿の毛づくろい、人のゴシップ』服部清美・松浦俊輔訳、青土社］
(24) Papineau, D. (2005). Social learning and the Baldwin effect. In A. Zilhão (Ed.), *Evolution, rationality and cognition: A cognitive science for the twentyfirst century* (pp. 40-60). New York: Routledge.
(25) Baldwin, J. M. (1896). A new factor in evolution. *The American Naturalist, 30* (354), 441-451.
(26) Krubitzer, L., & Kaas, J. (2005). The evolution of the neocortex in mammals: How is phenotypic diversity generated? *Current Opinion in Neurobiology, 15* (4), 444-453.
(27) Lewontin, R. C. (1982). Organism and environment. In H. C. Plotkin (Ed.), *Learning, development and culture: Essays in evolutionary epistemology* (pp. 151-171). New York: Wiley.
(28) Odling-Smee, F. J., Laland, K. N., & Feldman, M. W. (2003). Niche construction: The neglected process in evolution. Retrieved from http://www.nicheconstruction.com/
(29) Flack, J. C., de Waal, F. B. M., & Krakauer, D. C. (2005). Social structure, robustness, and policing cost in a cognitively sophisticated species. *The American Naturalist, 165* (5), E126-E139.
(30) Flack, J. C., Krakauer, D. C., & de Waal, F. B. M. (2005). Robustness mechanisms in primate societies: A perturbation study. *Proceedings of the Royal Society B: Biological Sciences, 272* (1568), 1091-1099.
(31) Belyaev, D. (1979). Destabilizing selection as a factor in domestication. *Journal of Heredity, 70* (5), 301-308.
(32) Hare, B., Plyusnina, I., Ignacio, N., Schepina, O., Stepika, A., Wrangham, R., & Trut, L. (2005). Social cognitive evolution in captive foxes is a correlated by-product of experimental domestication. *Current Biology, 15* (3), 226-230.
(33) Allport, F. H. (1924). Social psychology. Boston: Houghton Mifflin.
(34) Emler, N. (1994). Gossip, reputation, and adaptation. In R. F. Goodman & A. Ben-Ze'ev (Eds.), *Good gossip* (pp. 117-138). Lawrence, KS: University Press of Kansas.
(35) Call, J., & Tomasello, M. (2008). Does the chimpanzee have a theory of mind? 30 years later. *Trends in Cognitive Science, 12* (5), 187-192.
(36) Bloom. P., & German, T. P. (2000). Two reasons to abandon the false belief task as a test of theory of mind. *Cognition, 77* (1), B25-B31.
(37) Buttelmann, D., Carpenter, M., & Tomasello, M. (2009). Eighteen-monthold infants show false belief understanding in an active helping paradigm. *Cognition, 112* (2), 337-342.

(6) Warneken, F., & Tomasello, M. (2007). Helping and cooperation at 14 months of age. *Infancy, 11* (3), 271-294.

(7) Warneken, F., Hare, B., Melis, A. P., Hanus, D., & Tomasello, M. (2007). Spontaneous altruism by chimpanzees and young children. *PLoS Biology, 5* (7), 1414-1420.

(8) Warneken, F., & Tomasello, M. (2006). Altruistic helping in human infants and young chimpanzees. *Science, 311* (5765), 1301-1303.

(9) Liszkowski, U., Carpenter, M., Striano, T., & Tomasello, M. (2006). 12- and 18-month-olds point to provide information for others. *Journal of Cognition and Development, 7* (2), 173-187.

(10) Warneken, F., & Tomasello, M. (2009). Varieties of altruism in children and chimpanzees. *Trends in Cognitive Science, 13* (9), 397-402.

(11) Olson, K. R., & Spelke, E. S. (2008). Foundations of cooperation in young children. *Cognition, 108* (1), 222-231.

(12) Melis, A. P., Hare, B., & Tomasello, M. (2008). Do chimpanzees reciprocate received favours? *Animal Behaviour, 76* (3), 951-962.

(13) Rakoczy, H., Warneken, F., & Tomasello, M. (2008). The sources of normativity: Young children's awareness of the normative structure of games. *Developmental Psychology, 44* (3), 875-881.

(14) Stephens, G. J., Silbert, L. J., & Hasson, U. (2010). Speaker-listener neural coupling underlies successful communication. *Proceedings of the National Academy of Sciences of the United States of America, 107* (32), 14425-14430.

(15) Jolly, A. (1966). Lemur and social behavior and primate intelligence. *Science, 153* (3735), 501-506.

(16) Byrne, R. W., & Whiten, A. (1988). *Machiavellian intelligence*. Oxford: Clarendon Press.［『マキャベリ的知性と心の理論の進化論――ヒトはなぜ賢くなったか』友永雅己・山下博志・藤田和生訳、ナカニシヤ出版］

(17) Byrne, R. W., & Corp, N. (2004). Neocortex size predicts deception rate in primates. *Proceedings of the Royal Society B: Biological Sciences, 271* (1549), 1693-1699.

(18) Moll, H., & Tomasello, M. (2007). Cooperation and human cognition: The Vygotskian intelligence hypothesis. *Philosophical Transactions of the Royal Society B: Biological Sciences, 362* (1480), 639-648.

(19) Dunbar, R. I. M. (1998). The social brain hypothesis. *Evolutionary Anthropology, 6* (5), 178-190.

(20) Dunbar, R. I. M. (1993). Coevolution of neocortical size, group size and language in humans. *Behavioral and Brain Sciences, 16* (4), 681-735.

(21) Hill, R. A., & Dunbar, R. I. M. (2003). Social network size in humans. *Human Nature, 14* (1), 53-72.

(22) Roberts, S. G. B., Dunbar, R. I. M., Pollet, T. V., & Kuppens, T. (2009). Exploring

(16) Goldstein, J. (1999). Emergence as a construct: History and issues. *Emergence: Complexity and Organization, 1* (1), 49-72.

(17) Laughlin, R. B. (2006). *A different universe: Reinventing physics from the bottom down*. New York: Basic Books.

(18) Feynman, R. P., Leighton, R. B., & Sands, M.(1995). *Six easy pieces: Essentials of physics explained by its most brilliant teacher* (p. 135). New York: Basic Books.

(19) Bunge, M. (2010). *Matter and mind: A philosophical inquiry* (p. 77). Dordrecht: Springer Verlag.

(20) Libet, B., Wright, E. W., Feinstein, B., & Pearl, D. K. (1979). Subjective referral of the timing for a conscious sensory experience: A functional role for the somatosensory specific projection system in man. *Brain, 102* (1), 193-224.

(21) Libet, B., Gleason, C. A., Wright, E. W., & Pearl, D. K. (1983). Time of conscious intention to act in relation to onset of cerebral activity (readiness-potential): The unconscious initiation of a freely voluntary act. *Brain, 106* (3), 623-642.

(22) Soon, C. S., Brass, M., Heinze, H.-J. & Haynes, J.-D. (2008). Unconscious determinants of free decisions in the human brain. *Nature Neuroscience, 11* (5), 543-545.

(23) Prinz, A. A., Bucher, D., & Marder, E. (2004). Similar network activity from disparate circuit parameters. *Nature Neuroscience, 7* (12), 1345-1352.

(24) Anderson, P. W. (1972). More is different. *Science, 177* (4047), 393-396.

(25) Locke, J. (1689). *An essay concerning human understanding* (1849 ed., p. 155). Philadelphia: Kay & Troutman.

(26) Krakauer, D. Personal communication.

(27) Bassett, D. S., & Gazzaniga, M.S. (2011). Understanding complexity in the human brain. *Trends in Cognitive Science*, in press.

第５章　ソーシャルマインド

(1) Legerstee, M. (1991). The role of person and object in eliciting early imitation. *Journal of Experimental Child Psychology, 51* (3), 423-433.

(2) For a review, see: Puce, A., & Perrett, D. (2003). Electrophysiology and brain imaging of biological motion. *Philosophical Transactions of the Royal Society of London B: Biological Sciences, 358*, 435-446.

(3) Heider, F., & Simmel, M. (1944). An experimental study of apparent behavior. *American Journal of Psychology, 57* (2), 243-259.

(4) Premack, D., & Premack, A. (1997). Infants attribute value to the goal-directed actions of self-propelled objects. *Journal of Cognitive Neuroscience, 9* (6), 848-856.

(5) Hamlin, J. K., Wynn, K., & Bloom, P. (2007). Social evaluation by preverbal infants. *Nature, 450*, 557-59.

(3) Thaler, D., Chen, Y. C., Nixon, P. D., Stern, C. E., & Passingham, R. E. (1995). The functions of the medial premotor cortex. I. Simple learned movements. *Experimental Brain Research, 102* (3), 445-460.
(4) Lau, H., Rogers, R. D., & Passingham, R. E. (2006). Dissociating response selection and conflict in the medial frontal surface. *NeuroImage, 29* (2), 446-451.
(5) Lau, H. C., Rogers, R.D., & Passingham, R. E. (2007). Manipulating the experienced onset of intention after action execution. *Journal of Cognitive Neuroscience, 19* (1), 1-10.
(6) Vohs, K. D., & Schooler, J. W. (2008). The value in believing in free will. Encouraging a belief in determinism increases cheating. *Psychological Science, 19* (1), 49-54.
(7) See: Harmon-Jones, E., & Mills, J. (1999). *Cognitive dissonance: Progress on a pivotal theory in social psychology*. Washington, DC: American Psychological Association; and Mueller, C. M., & Dweek, C. S. (1998). Intelligence praise can undermine motivation and performance. *Journal of Personality and Social Psychology, 75*, 33-52.
(8) See: Baumeister, R. F., Bratslavsky, E., Muraven, M., & Tice, D. M. (1998). Ego depletion: Is the active self a limited resource? *Journal of Personality and Social Psychology, 4*, 1252-1265; Gailliot, M. T., Baumeister, R. F., DeWall, C. N., Maner, J. K., Plant, E. A., Tice, D. M., & Brewer, L. E. (2007). Selfcontrol relies on glucose as a imited energy source: Willpower is more than a metaphor. *Journal of Personality and Social Psychology, 92*, 325-336; and Vohs, K. D., Baumeister, R. F., Schmeichel, B. J., Twenge, J. M., Nelson, N. M., & Tice, D. M. (2008). Making choices impairs subsequent self-control: A limited resource account of decision making, self-regulation, and active initiative. *Jounal of Personality and Social Psychology, 94*, 883-898.
(9) Baumeister, R. F., Masicampo, E. J., & DeWall, C. N. (2009). Prosocial benefits of feeling free: Disbelief in free will increases aggression and reduces helpfulness. *Personality and Social Psychology Bulletin, 35* (2), 260-268.
(10) Dawkins, R. (2006). Edge.org, 1/1.
(11) O'Connor, J. J., & Robertson, E. F. (2008). Edward Norton Lorenz. http://www-history.mcs.st-and.ac.uk/Biographies/Lorenz_Edward.html.
(12) Feynman, R. (1998). *The meaning of it all*. New York: Perseus Books Group. [『科学は不確かだ！』大貫昌子訳、岩波現代文庫]
(13) Bohr, M. (1937). Causality and complementarity. *Philosophy of Science, 4*(3), 289-298.
(14) Quoted in: Isaacson, W. (2007). *Einstein: His Life and Universe*. New York: Simon & Schuster.
(15) Pattee, H. H. (2001). Causation, control, and the evolution of complexity. In P. B. Andersen, P. V. Christiansen, C. Emmeche, & M. O. Finnerman (Eds.), *Downward causation: Minds, bodies and matter* (pp. 63-77). Copenhagen: Aarhus University Press.

asymmetries for simple visual judgments in the split brain. *Neuropsychologia, 40*(4), 401-410.
(14) Corballis, M. C., & Sergent, J. (1988). Imagery in a commissurotomized patient. *Neuropsychologia, 26* (1), 13-26.
(15) See: Funnell, M. G., Corballis, P. M., & Gazzaniga, M. S. (2003). Temporal discrimination in the split brain. *Brain and Cognition, 53* (2), 218-222; and Handy, T. C., Gazzaniga, M. S., & Ivry, R. B. (2003). Cortical and subcortical contributions to the representation of temporal information. *Neuropsychologia, 41* (11), 1461-1473.
(16) Hikosaka, O., Miyauchi, S., & Shimojo, S. (1993). Focal visual attention produces illusory temporal order and motion sensation. *Vision Research, 33* (9), 1219-1240.
(17) Tse, P., Cavanagh, P., & Nakayama, K. (1998). The role of parsing in highlevel motion processing. In T. Watanabe (Ed.), *High-level motion processing: Computational, neurobiological, and psychophysical perspectives* (pp. 249-266). Cambridge, MA: The MIT Press.
(18) Corballis, P. M., Funnell, M. G., & Gazzaniga, M. S. (2002). An investigation of the line motion effect in a callosotomy patient. *Brain and Cognition, 48* (2-3), 327-332.
(19) Ramachandran, V. S. (1995). Anosognosia in parietal lobe syndrome. *Conciousness and Cognition, 4* (1), 22-51.
(20) Hirstein, W., & Ramachandran, V. S. (1997). Capgras syndrome: A novel probe for understanding the neural representation of the identity and familiarity of persons. *Proceedings of the Royal Society B: Biological Sciences, 264* (1380), 437-444.
(21) Doran, J. M. (1990). The Capgras syndrome: Neurological/neuropsychological perspectives. *Neuropsychology, 4* (1), 29-42.
(22) Roser, M. E., Fugelsang, J. A., Dunbar, K. N., Corballis, P. M., & Gazzaniga, M. S. (2005). Dissociating processes supporting causal perception and causal inference in the brain. *Neuropsychology, 19* (5), 591-602.
(23) Gazzaniga, M. S.(1983). Right hemisphere language following brain bisection: A 20-year perspective. *American Psychologist, 38* (5), 525-537.
(24) Gazzaniga, M. S., & LeDoux, J. E. (1978). *The integrated mind.* New York: Plenum Press.
(25) Roser, M., & Gazzaniga, M. S. (2004). Automatic brains—Interpretive minds. *Current Directions in Psychological Science, 13* (2), 56-59.

第４章　自由意志という概念を捨てる

(1) Personal communication.
(2) Fried, I., Katz, A., McCarthy, G., Sass, K. J., Williamson, P., Spencer, S. S., & Spenser, D. D. (1991). Functional organization of human supplementary motor cortex studied by electrical stimulation. *Journal of Neuroscience, 11* (11), 3656-3666.

(29) Nicolis, G., & Rouvas-Nicolis, C. (2007). Complex systems. *Scholarpedia, 2*(11), 1473.

(30) Amaral, L. A. N., & Ottino, J. M. (2004). Complex networks. Augmenting the framework for the study of complex systems. *European Physical Journal B, 38* (2), 147-162.

(31) Varian, H. R. (2007). Position auctions. *International Journal of Industrial Organization, 25* (6), 1163-1178.

第3章 インタープリター・モジュール

(1) Aglioti, S., DeSouza, J. F. X., & Goodale, M. A. (1995). Size-contrast illusions deceive the eye but not the hand. *Current Biology, 5* (6), 679-685.

(2) Dehaene, S., Naccache, L., Le Clec'H, G., Koechlin, E., Mueller, M., Dehaene-Lambertz, G., . . . Le Bihan, D. (1998). Imaging unconscious semantic priming. *Nature, 395*, 597-600.

(3) He, S., & MacLeod, D. I. A. (2001). Orientation-selective adaptation and tilt after-effect from invisible patterns. *Nature, 411*, 473-476.

(4) Gazzaniga, M. S. (1989). Organization of the human brain. *Science, 245*(4921), 947-952.

(5) Derks, P. L., & Paclisanu, M. I. (1967). Simple strategies in binary prediction by children and adults. *Journal of Experimental Psychology, 73* (2), 278-285.

(6) Wolford, G., Miller, M. B., & Gazzaniga, M. S. (2000). The left hemisphere's role in hypothesis formation. *Journal of Neuroscience, 20* (6), RC64.

(7) Kleck, R. E., & Strenta, A. (1980). Perceptions of the impact of negatively valued physical characteristics on social integration. *Journal of Personality and Social Psychology, 39* (5), 861-873.

(8) Schachter, S., & Singer, J. E. (1962). Cognitive, social, and physiological determinants of emotional state. *Psychology Review, 69*, 379-399.

(9) Miller, M. B., & Valsangkar-Smyth, M. (2005). Probability matching in the right hemisphere. *Brain and Cognition, 57* (2), 165-167.

(10) Wolford, G., Miller, M. B., & Gazzaniga, M. S. (2004). Split decisions. In M. S. Gazzaniga (Ed.), *The Cognitive Neurosciences III* (pp. 1189-1199). Cambridge, MA: The MIT Press.

(11) Corballis, P. (2003). Visuospatial processing and the right-hemisphere interpreter. *Brain and Cognition, 53* (2), 171-176.

(12) Corballis, P. M., Fendrich, R., Shapley, R. M., & Gazzaniga, M. S. (1999). Illusory contour perception and amodal boundary completion: Evidence of a dissociation following callosotomy. *Journal of Cognitive Neuroscience, 11* (4), 459-46.

(13) Corballis, P. M., Funnell, M. G., & Gazzaniga, M. S. (2002). Hemispheric

(16) Sperry, R. W. (1968). Hemisphere deconnection and unity in conscious awareness. *American Psychologist, 23* (10), 723-733.
(17) Gazzaniga, M. S. (1972). One brain—two minds? *American Scientist, 60* (3), 311-317.
(18) Sutherland, S. (1989). *The international dictionary of psychology*. New York: Continuum.
(19) MacKay, D. M. (1991). *Behind the eye*. Oxford: Basil Blackwell. [『ビハインド・アイ——脳の情報処理から何を学ぶか』金子隆芳訳、新曜社]
(20) See: Phelps, E. A., & Gazzaniga, M. S. (1992). Hemispheric differences in mnemonic processing: The effects of left hemisphere interpretation. *Neuropsychologia, 30* (3), 293-297; and Metcalfe, J., Funnell, M., & Gazzaniga, M. S. (1995). Right-hemisphere memory superiority: Studies of a split-brain patient. *Psychological Science, 6* (3), 157-164.
(21) Nelson, M. E., & Bower, J. M. (1990). Brain maps and parallel computers. *Trends in Neurosciences, 13* (10), 403-408.
(22) Clarke, D. D., & Sokoloff, L. (1999). Circulation and energy metabolism of the brain. In G. J. Siegel, B. W. Agranoff, R. W. Albers, S. K. Fisher, & M. D. Uhler (Eds.), *Basic neurochemistry: Molecular, cellular and medical aspects* (6th ed., pp. 637-670). Philadelphia: Lippincott-Raven.
(23) Striedter, G. (2005). *Principles of brain evolution*. Sunderland, MA: Sinauer Associates, Inc.
(24) Chen, B. L., Hall, D. H., & Chklovskii, D. B. (2006). Wiring optimization can relate neuronal structure and function. *Proceedings of the National Academy of Sciences of the United States of America, 103* (12), 4723-4728.
(25) See: Hilgetag, C. C., Burns, G. A., O'Neill, M. A., Scannell, J. W., & Young, M. P. (2000). Anatomical connectivity defines the organization of clusters of cortical areas in the macaque monkey and the cat. *Philosophical Transactions of the Royal Society London B: Biological Sciences, 355* (1393), 91-110; Sporns, O., Tononi, G., & Edelman, G. M. (2002). Theoretical neuroanatomy and the connectivity of the cerebral cortex. *Behavioural Brain Research, 135* (1-2), 69-74; Sakata, S., Komatsu, Y., & Yamamori, T. (2005). Local design principles of mammalian cortical networks. *Neuroscience Research, 51* (3), 309-315.
(26) Watts, D. J., & Strogatz, S. H. (1998). Collective dynamics of "small-world" networks. *Nature, 393*, 440-442.
(27) See: Gazzaniga, M. S. (1989). Organization of the human brain. *Science, 245* (4921), 947-952; and Baynes, K., Eliassen, J. C., Lutsep, H. L., & Gazzaniga, M. S. (1998). Modular organization of cognitive systems masked by interhemispheric integration. *Science, 280* (5365), 902-905.
(28) Volpe, B. T., Ledoux, J. E., & Gazzaniga, M. S. (1979). Information processing of visual stimuli in an "extinguished" field. *Nature, 282* (5740), 722-724.

137-164.

(6) See: Stamm, J. S., &. Sperry, R. W. (1957). Function of corpus callosum in contralateral transfer of somesthetic discrimination in cats. Journal of Comparative Physiological Psychology, 50 (2), 138-143; and Glickstein, M., & Sperry, R. W. (1960). Intermanual somesthetic transfer in split-brain rhesus monkeys. *Journal of Comparative Physiological Psychology, 53* (4), 322-327.

(7) Akelaitis, A. J. (1945). Studies on the corpus callosum: IV. Diagnostic dyspraxia in epileptics following partial and complete section of the corpus callosum. *American Journal of Psychiatry, 101*, 594-599.

(8) See: Gazzaniga, M. S., Bogen, J. E., & Sperry, R. W.(1962). Some functional effects of sectioning the cerebral commissures in man. *Proceedings of the National Academy of Sciences of the United States of America, 48* (10), 1765-1769; Gazzaniga, M. S., Bogen, J. E., & Sperry, R. W. (1963). Laterality effects in somesthesis following cerebral commissurotomy in man. *Neuropsychologia, 1*, 209-215; Gazzaniga, M. S., Bogen, J. E., & Sperry, R. W. (1965). Observations on visual perception after disconnection of the cerebral hemispheres in man. *Brain, 88*, 221-236; and Gazzaniga, M. S., Sperry, R. W. (1967). Language after section of the cerebral commissures. *Brain, 90*, 131-348.

(9) Van Wagenen, W. P., & Herren, R. Y. (1940). Surgical division of commissural pathways in the corpus callosum: Relation to spread of an epileptic attack. *Archives of Neurology and Psychiatry, 44* (4), 740-759.

(10) Akelaitis, A. J. (1941). Studies on the corpus callosum: II. The higher visual functions in each homonymous field following complete section of the corpus callosum. *Archives of Neurology and Psychiatry, 45* (5), 788-796.

(11) Sperry, R. (1984). Consciousness, personal identity and the divided brain. *Neuropsychologia, 22* (6), 661-673.

(12) Kutas, M., Hillyard, S. A., Volpe, B. T., & Gazzaniga, M. S. (1990). Late positive event-related potentials after commissural section in humans. *Journal of Cognitive Neuroscience, 2* (3), 258-271.

(13) Gazzaniga, M. S., Bogen, J. E., & Sperry, R. W. (1967). Dyspraxia following division of the cerebral commissures. *Archives of Neurology, 16* (6), 606-612.

(14) See: Nass, R. D., & Gazzaniga, M. S.(1987). Cerebral lateralization and specialization in human central nervous system. In F. Plum (Ed.), *Handbook of Physiology* (Sec. 1, Vol. 5, pp. 701-761). Bethesda, MD: American Physiological Society; and Zaidel, E. (1990). Language functions in the two hemispheres following cerebral commissurotomy and hemispherectomy. In F. Boller & J. Grafman (Eds.), *Handbook of Neuropsychology* (Vol. 4, pp. 115-150). Amsterdam: Elsevier.

(15) Gazzaniga, M. S., & Smylie, C. S. (1990). Hemispheric mechanisms controlling voluntary and spontaneous facial expressions. *Journal of Cognitive Neuroscience, 2* (3), 239-245.

the membrane and synaptic properties of human and rodent dentate granule cells. *Brain Research, 622* (1-2), 194-202.

(60) Nimchinsky, E. A., Vogt, B. A., Morrison, J. H., & Hof, P. R. (1995). Spindle neurons of the human anterior cingulate cortex. *Journal of Comparative Neurology, 355* (1), 27-37.

(61) Fajardo, C., Escobar, M. I, Buriticá, E., Arteaga, G., Umbarila, J., Casanova, M. F., & Pimienta, H. (2008) Von Economo neurons are present in the dorsolateral (dysgranular) prefrontal cortex of humans. *Neuroscience Letters, 435* (3), 215-218.

(62) Nimchinsky, E. A., Gilissen, E., Allman, J. M., Perl, D. P., Erwin, J. M., & Hof, P. R. (1999). A neuronal morphologic type unique to humans and great apes. *Proceedings of the National Academy of Sciences of the United States of America, 96* (9), 5268-5273.

(63) Allman, J. M., Watson, K. K., Tetreault, N. A., & Hakeem, A. Y. (2005). Intuition and autism: A possible role for von Economo neurons. *Trends in Cognitive Science, 9* (8), 367-373.

(64) Hakeem, A. Y., Sherwood, C. C., Bonar, C. J., Butti, C., Hof, P. R., & Allman, J. M. (2009). Von Economo neurons in the elephant brain. *The Anatomical Record, 292* (2), 242-248.

(65) Hof, P. R., & Van der Gucht, E. (2007). Structure of the cerebral cortex of the humpback whale, *Megaptera novaeangliae* (Cetacea, Mysticeti, Balaenopteridae). *The Anatomical Record, 290* (1), 1-31.

(66) Butti, C., Sherwood, C. C., Hakeem, A. Y., Allman, J. M., & Hof, P. R. (2009). Total number and volume of von Economo neurons in the cerebral cortex of cetaceans. *Journal of Comparative Neurology, 515* (2), 243-259.

(67) Bystron, I., Rakic, P., Molnár, Z., & Blakemore, C. (2006). The first neurons of the human cerebral cortex. *Nature Neuroscience, 9*, 880-886.

第２章 脳は並列分散処理

(1) Galton, F. (1879). Psychometric experiments. *Brain, 2*, 149-162.

(2) Caramazza, A., & Shelton, J. R. (1998). Domain-specific knowledge systems in the brain: The animate-inanimate distinction. *Journal of Cognitive Neuroscience, 10* (1), 1-34.

(3) Boyer, P., & Barrett, H. C. (2005). Domain specificity and intuitive ontology. In D. M. Buss (Ed.), *The handbook of evolutionary psychology* (pp. 96-118). New York: Wiley.

(4) Barrett, H. C. (2005). Adaptations to predators and prey. In D. M. Buss (Ed.), *The handbook of evolutionary psychology* (pp. 200-223). New York: Wiley.

(5) Coss, R. G., Gusé, K. L., Poran, N. S., & Smith, D. G. (1993). Development of antisnake defenses in California ground squirrels (Spermophilus beecheyi): II. Microevolutionary effects of relaxed selection from rattlesnakes. *Behaviour, 124* (1-2),

(45) Hutsler, J. J., & Galuske, R. A. W. (2003). Hemispheric asymmetries in cerebral cortical networks. *Trends in Neuroscience*, 26, 429-435.

(46) Elston, G. N., & Rosa, M. G. P. (2000). Pyramidal cells, patches and cortical columns: A comparative study of infragranular neurons in TEO, TE, and the superior temporal polysensory area of the macaque monkey. *The Journal of Neuroscience, 20* (24), RC117.

(47) Elston, G. N. (2003). Cortex, cognition and the cell: New insights into the pyramidal neuron and prefrontal function. *Cerebral Cortex, 13* (11), 1124-1138.

(48) Rilling, J. K., & Insel, T. R. (1999). Differential expansion of neural projection systems in primate brain evolution. *Neuroreport, 10* (7), 1453-1459.

(49) See: Buxhoeveden, D., & Casanova, M. (2000). Comparative lateralisation patterns in the language area of human, chimpanzee, and rhesus monkey brains. *Laterality, 5* (4), 315-330; and Gilissen, E. (2001). Structural symmetries and asymmetries in human and chimpanzee brains. In D. Falk & K. R. Gibson (Eds.), *Evolutionary anatomy of the primate cerebral cortex* (pp. 187-215). Cambridge: Cambridge University Press.

(50) Vermeire, B., & Hamilton, C. R. (1998). Inversion effect for faces in splitbrain monkeys. *Neuropsychologia, 36* (10), 1003–1014.

(51) Halpern, M. E., Güntürkün, O., Hopkins, W. D., & Rogers, L. J. (2005). Lateralization of the vertebrate brain: Taking the side of model systems. *Journal of Neuroscience, 25* (35), 10351-10357.

(52) For a review, see: Hutsler, J. J., & Galuske, R. A. W. (2003). Hemispheric asymmetries in cerebral cortical networks. *Trends in Neuroscience, 26* (8), 429-435.

(53) Black, P., & Myers, R. E. (1964). Visual function of the forebrain commissures in the chimpanzee. *Science, 146* (3645), 799-800.

(54) Pasik, P., & Pasik, T. (1982). Visual functions in monkeys after total removal of visual cerebral cortex. In W. D. Neff (Ed.), *Contributions to sensory physiology* (Vol. 7, pp. 147-200). New York: Academic Press.

(55) Rilling, J. K., Glasser, M. F., Preuss, T. M., Ma, X., Zhao, T., Hu, X., & Behrens, T. E. J. (2008). The evolution of the arcuate fasciculus revealed with comparative DTI. *Nature Neuroscience, 11* (4), 426-428.

(56) Preuss, T. M. (2003). What is it like to be a human? In M. S. Gazzaniga (Ed.), *The Cognitive Neurosciences III* (pp. 14-15). Cambridge, MA: The MIT Press.

(57) Elston, G. N. (2003). Cortex, cognition and the cell: New insights into the pyramidal neuron and prefrontal function. *Cerebral Cortex, 13* (11), 1124-1138.

(58) Elston, G. N., Benavides-Piccione, R., Elston, A., Zietsch, B., Defelipe, J., Manger, P., . . . Kaas, J. H. (2006). Specializations of the granular prefrontal cortex of primates: Implications for cognitive processing. *The Anatomical Record, 288A* (1), 26-35.

(59) Williamson, A., Spencer, D. D., & Shepherd, G. M. (1993). Comparison between

Sciences of the United States of America, 96 (20), 11601-11606; and Preuss, T. M., & Coleman, G. Q. (2002). Human-specific organization of primary visual cortex: Alternating compartments of dense cat-301 and calbindin immunoreactivity in layer 4A. *Cerebral Cortex, 12* (7), 671-691.

(33) de Winter, W., & Oxnard, C. E. (2001). Evolutionary radiations and convergences in the structural organization of mammalian brains. *Nature, 409*, 710-714.

(34) Oxnard, C. E. (2004). Brain evolution: Mammals, primates, chimpanzees, and humans. *International Journal of Primatology, 25* (5), 1127–1158.

(35) Rakic, P. (2005). Vive la difference! *Neuron, 47* (3), 323–325.

(36) Premack, D. (2007). Human and animal cognition: Continuity and discontinuity. *Proceedings of the National Academy of Sciences of the United States of America, 104* (35), 13861-13867.

(37) Azevedo, F. A. C., Carvalho, L. R. B., Grinberg, L. T., Farfel, J. M., Ferretti, R. E. L., Leite, R. E. P., . . . Herculano-Houzel, S. (2009). Equal numbers of neuronal and nonneuronal cells make the human brain an isometrically scaled-up primate brain. *Journal of Comparative Neurology, 513* (5), 532-541.

(38) Shariff G. A. (1953). Cell counts in the primate cerebral cortex. *Journal of Comparative Neurology, 98* (3), 381-400.

(39) Deacon, T. W. (1990). Rethinking mammalian brain evolution. *American Zoology, 30* (3), 629-705.

(40) Ringo, J. L. (1991). Neuronal interconnection as a function of brain size. *Brain, Behavior and Evolution, 38* (1) 1-6.

(41) Petersen, S. E., Fox, P. T., Posner, M. I., Mintun, M., & Raichle, M. E. (1988). Positron emission tomographic studies of the cortical anatomy of single-word processing. *Nature, 331* (6157), 585–589.

(42) Preuss, T. M. (2001). The discovery of cerebral diversity: An unwelcome scientific revolution. In D. Falk & K. R. Gibson (Eds.), *Evolutionary anatomy of the primate cortex* (p. 154). Cambridge: Cambridge University Press.

(43) Hutsler, J. J., Lee, D. G., & Porter, K. K. (2005). Comparative analysis of cortical layering and supragranular layer enlargement in rodent carnivore and primate species. *Brain Research, 1052*, 71-81.

(44) See the following: Caviness, V. S., Jr., Takahashi, T., & Nowakowski, R. S. (1995). Numbers, time and neocortical neurogenesis: A general developmental and evolutionary model. *Trends in Neuroscience, 18* (9), 379-383; Fuster, J. M. (2003). Neurobiology of cortical networks. In *Cortex and mind* (pp. 17-53). New York: Oxford University Press; and Jones, E. G. (1981). Anatomy of cerebral cortex: Columnar input-output organization. In F. O. Schmitt, F. G. Worden, G. Adelman, & S. G. Dennis (Eds.), *The organization of the cerebral cortex* (pp. 199–235). Cambridge, MA: The MIT Press.

neurosciences: A study program (pp. 200-205). New York: Rockefeller University Press.
(17) Boag, P. T., & Grant, P. R. (1981). Intense natural selection in a population of Darwin's Finches (Geospizinae) in the Galápagos. *Science, 214* (4516), 82-85.
(18) Sin, W. C., Haas, K, Ruthazer, E. S., & Cline, H. T. (2002). Dendrite growth increased by visual activity requires NMDA receptor and Rho GTPases. *Nature, 419* (6906), 475-480.
(19) Rioult-Pedotti, M. S., Donoghue, J. P., & Dunaevsky, A. (2007). Plasticity of the synaptic modification range. *Journal of Neurophysiology, 98* (6), 3688-3695.
(20) Xu, T., Yu, X., Perlik, A. J., Tobin, W. F., Zweig, J. A., Tennant, K., . . . Zuo, Y. (2009). Rapid formation and selective stabilization of synapses for enduring motor memories. *Nature, 462* (7275), 915–919.
(21) Baillargeon, R. E. (1987). Object permanence in 3½ and 4½ month old infants. *Developmental Psychology, 23* (5), 655-664.
(22) See: Spelke, E. S. (1991). Physical knowledge in infancy: Reflections on Piaget's theory. In S. Carey & R. Gelman (Eds.), *The epigenesis of mind: Essays on biology and cognition* (pp. 133-169). Hillsdale, NJ: Lawrence Erlbaum Associates; and Spelke, E. S. (1994). Initial knowledge: Six suggestions. *Cognition, 50*, 443-447.
(23) Purves, D., Williams, S. M., Nundy, S., & Lotto, R. B. (2004). Perceiving the intensity of light. *Psychological Review, 111* (1), 142-158.
(24) Purves, D. An empirical explanation: Simultaneous brightness contrast. Retrieved from: http://www.purveslab.net/research/explanation/brightness/brightness.html#f2.
(25) Lovejoy, C. O., Latimer, B., Suwa, G., Asfaw, B., & White, T. D. (2009). Combining prehension and propulsion: The foot of Ardipithecus ramidus. *Science, 326* (5949), 72, 72e1-72e8.
(26) Festinger, L. (1983). *The human legacy* (p. 4). New York: Columbia University Press.
(27) Lovejoy, C. O. (2009). Reexamining human origins in light of Ardipithecus ramidus. *Science, 326* (5949), 74, 74e1-74e8.
(28) Darwin, C. (1871). *The descent of man, and selection in relation to sex.* London: John Murray (Facsimile ed., 1981, Princeton, NJ: Princeton University Press). [『人間の進化と性淘汰（ダーウィン著作集 1, 2）』長谷川眞理子訳、文一総合出版]
(29) Huxley, T. H. (1863). *Evidence as to man's place in nature.* London: Williams and Morgate (Reissued, 1959, Ann Arbor: University of Michigan Press). [『自然界における人間の地位』石田外茂一訳、改造社]
(30) Holloway, R. L., Jr. (1966). Cranial capacity and neuron number: A critique and proposal. *American Journal of Anthropology, 25* (3), 305-314.
(31) Holloway, R. L. (2008). The human brain evolving: A personal retrospective. *Annual Review of Anthropology, 37*, 1-19.
(32) See: Preuss, T. M., Qi, H., & Kaas, J. H. (1999). Distinctive compartmental organization of human primary visual cortex. *Proceedings of the National Academy of*

第 1 章　私たちのありよう

(1) Hippocrates (400 b.c.). Hippocratic writings (Francis Adams, Trans.). In M. J. Adler (Ed.), *The great books of the western world* (1952 ed., Vol. 10, p. 159). Chicago: Encyclopædia Britannica, Inc.
(2) Doyle, A. C. (1892). Silver blaze. In *The complete Sherlock Holmes* (1930 ed., Vol. 1, p. 335). Garden City, NY: Doubleday & Company, Inc.
(3) Lashley, K. S. (1929). *Brain mechanisms and intelligence: A quantitative study of injuries to the brain*. Chicago: University of Chicago Press.
(4) Watson, J. B. (1930). *Behaviorism* (Rev. ed., p. 82). Chicago: University of Chicago Press. [『行動主義の心理学』安田一郎訳、河出書房新社]
(5) Weiss, P. A. (1934). In vitro experiments on the factors determining the course of the outgrowing nerve fiber. *Journal of Experimental Zoology, 68* (3), 393–448.
(6) Sperry, R. W. (1963). Chemoaffinity in the orderly growth of nerve fiber patterns and connections. *Proceedings of the National Academy of Sciences of the United States of America, 50* (4), 703–710.
(7) Hebb, D. O. (1949). *The organization of behavior: A neuropsychological theory* (p. 62). New York: Wiley.
(8) Hebb, D. O. (1947). The effects of early experience on problem solving at maturity. *American Psychologist, 2* , 306-307.
(9) Ford, F. R., & Woodall, B. (1938). Phenomena due to misdirection of regenerating fibers of cranial, spinal and autonomic nerves. *Archives of Surgery, 36* (3), 480-496.
(10) Sperry, R. (1939). The functional results of muscle transposition in the hind limb of the rat. *The Journal of Comparative Neurology, 73* (3), 379-404.
(11) Sperry, R. (1943). Functional results of crossing sensory nerves in the rat. *The Journal of Comparative Neurology, 78* (1), 59-90.
(12) Sperry, R. W. (1963). Chemoaffinity in the orderly growth of nerve fiber patterns and connections. *Proceedings of the National Academy of Sciences of the United States of America, 50* (4), 703.
(13) Pomerat, C. M. (1963). Activities associated with neuronal regeneration. *The Anatomical Record, 145* (2), 371.
(14) Krubitzer, L. (2009). In search of a unifying theory of complex brain evolution. *Annals of the New York Academy of Science, 1156*, 44-67.
(15) Marler, P., & Tamura, M. (1964). Culturally transmitted patterns of vocal behavior in sparrows. *Science, 146* (3650), 1483-1486.
(16) Jerne, N. (1967). Antibodies and learning: selection versus instruction. *The*

著者

マイケル・S. ガザニガ

Michael S. Gazzaniga

1939年生まれ。カリフォルニア大学サンタバーバラ校教授（心理学）。同大学のSAGE精神研究センター所長。米国認知神経科学研究所の所長を務め、認知神経科学の父とも言われる世界的権威。2001年から大統領生命倫理評議会のメンバーを9年間務める。米国芸術科学アカデミー会員。邦訳された著書に『脳のなかの倫理――脳倫理学序説』（紀伊國屋書店）、『人間らしさとはなにか？――人間のユニークさを明かす科学の最前線』（インターシフト）、『社会的脳――心のネットワークの発見』（青土社）ほかがある。

訳者

藤井留美

ふじい・るみ

翻訳家。訳書にカーター『新・脳と心の地形図――思考・感情・意識の深淵に向かって』、同『脳と意識の地形図』、コスタ『文明はなぜ崩壊するのか』（以上、原書房）、ダンバー『友達の数は何人？――ダンバー数とつながりの進化心理学』（インターシフト）、ピーズ『話を聞かない男、地図を読めない女――男脳・女脳が「謎」を解く』（主婦の友社）ほか多数。

〈わたし〉はどこにあるのか
ガザニガ脳科学講義

2014年 9月9日 第1刷発行
2022年 7月4日 第12刷発行

発行所
株式会社紀伊國屋書店
東京都新宿区新宿 3-17-7

出版部（編集）
電話 03-6910-0508
ホールセール部（営業）
電話 03-6910-0519
〒153-8504 東京都目黒区下目黒 3-7-10

装幀
芦澤泰偉
本文デザイン
児崎雅淑

印刷・製本
中央精版印刷

ISBN978-4-314-01121-1 C0040 Printed in Japan

定価は外装に表示してあります